「食べない心」と「吐く心」

摂食障害から立ち直る女性たち

小野瀬健人

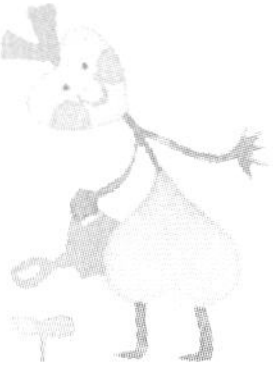

はじめに

ごく身近に摂食障害の人や、引きこもりの人を知るようになってきました。ことに体形は普通に見えても過食嘔吐がやめられないという女性が、勢いを増して広がっているように感じられます。

「親に話していない」という学生、「夫にも隠している」という主婦、それぞれなんとか治したいと努力しているのにどうしてもやめられず、なぜ摂食障害になったのかもわからない、治し方も見当がつかない、と焦っている人がほとんどです。

私は摂食障害の女性への取材を重ねていくうちに、その根本的な原因に気づきました。それはこれまで言われてきた「痩せ願望が原因」といったものとはまるで違っていたのです。摂食障害の女性たちの多くが病院やカウンセラーを転々としながら、それでも誰にも理解されないどころか「軽蔑されたり、落伍者のような扱いを受けて傷つけられた」経験をもっています。摂食障害の治療で知られる有名な病院でさえ、そうなのです。

専門家といわれる医師に理解してもらえなくて、いったい誰に理解してもらったらいいというのでしょうか。取材を重ねるほど、胸が痛みました。専門家が誤解している状況が続いている限り、摂食障害で苦しむ人たちがあるべき治療を受けているとは思えません。

本当の原因は「心の傷」から発しているのです。ある種の「心の傷」は「癒し」が得られないまま放置されると、摂食障害という形で癒しを求めるサインを出すのです。それが摂食障害の根本的な原因ですから、「食べ方」を改善させようというような治療法ではいつまでも治せません。女性の場合には心の傷が「摂食障害」という形で表面化してくるのですが、男性の場合にはそれが「引きこもり」や「家庭内暴力」になるのです。まったく違った〝病気〟のようですが、原因は同じだということを私は強く訴えたいのです。

摂食障害の患者も引きこもりの人も、家族ばかりでなく医師からも誤解を受けて「わがままな性格」だとか「自分の意志が弱い人」「だらしない人」といった誤った烙印を押されていますが、適切なケアを受けて心の傷を癒すことができたなら、とても優しくて思いやりがあり、自信にあふれた円満な人格を取り戻すことができるのです。当然ながら、破綻《はたん》のない社会生活を営むこともできるようになるのです。

摂食障害の患者は日本に五百万人以上いるといわれています。引きこもりの男性は八十万人以上とも百二十万人いるともいわれるほどです。摂食障害は先進国に特有の病気で、その患者数は増える一方なのです。

それほど多くの患者がいながら誤解が多いのは、「食べられない」「食べ過ぎる」といった病的なこだわりのほうに医師も患者も目を奪われてしまい、この病気が人間の本質的な心のありようと深くかかわっていることを見落としてしまうからです。この本ではそんな摂食障害の女性たちの「食べない心」と、その反動として過食嘔吐をせずにはいられなくなってしまった「吐く心」とを解き明かしたつもりです。

もし自分が摂食障害かもしれないと思ったら、ぜひこの本を読んでみてください。

おそらくあなたは今まで誰にも理解されたという実感を持ったことがないでしょう。そして誰にもいえないような〝孤独〟をずっと抱えてきているはずです。どうして孤独を感じなければならなかったかが、きっとわかると思います。また、摂食障害のご家族の方は、本人がどんな気持ちでいるかがわかることでしょう。親子で本書をじっくりと読んでもらえたならば、きっと治癒の手がかりが得られるはずです。

人は誰でもそれぞれの人生を背負って生きています。親は自分の人生に重ね合わせながら、子供のためによかれと思い、その人なりに精いっぱいの愛情を注ぐのです。ただ、ある時点で子供が心に傷を負ってしまうと、そこからボタンの掛け違いが始まって親子関係に溝ができ、摂食障害や引きこもりに至ることがあるということを知らなければなりません。そこに気づきさえすれば、いくらでも修正できるのです。

なぜ摂食障害になったのかを家族と本人がよく理解したならば、治す道が大きく開けてきます。考え方さえわかれば治していける人もたくさん出てくるはずです。

いまは子育てが難しい時代です。これから子育てをする、あるいは子育ての真っ最中という方々にも、子供の心がどれほど繊細なものなのか、子供にはどんなふうに愛情をかけたらいいのか、参考にしてもらえることと思います。

そして摂食障害の女性たちにどうしても伝えたいのです。

いまのあなたの苦しみは、あなたに原因があるのではありません。あなたは自分の知らないうちに深く傷つけられてしまったのです。あなたの心がその傷の痛みに耐えかねて悲鳴をあげているのです。自分の心の痛みに、まずあなた自身の耳を傾けてください。あなたの痛みは癒されるべき痛みです。きっとあなたの痛みをわかってくれる人が現れ、理解された瞬間からあなたの回復が始まるのです。

どうか希望を持ってください。摂食障害から立ち直る方法は、あなたが自分自身の心の傷を知り、その理解者を探す作業そのものだといってもいいほどです。

さあ、癒しを得るために、癒されるべき心の傷のありかを知る作業を一緒に始めましょう。きっと治すことができます。いまから一緒に立ち直っていくのです。

二〇〇三年初秋

小野瀬　健人

もくじ

第1章　誤解され続けてきた摂食障害……11

1　摂食障害は「意志の弱さ」ではない……12
「心の傷」が摂食中枢を故障させている

2　「自分は親から愛されてこなかった」……14
哀しい自己否定が、食を拒む

3　摂食障害は「死」に至る病気……19
社会性を失い、信心が壊れ、やがて

4　拒食症から過食症、過食嘔吐へ……21
過食嘔吐で長く苦しむ人が多い

5　拒食症の「行動」と「気持ち」……24
本人も自分の「傷ついた心」を理解していない

6　過食・過食嘔吐の行動と気持ち……29
愛情に飢えると甘いものが食べたくなる

7　「愛情が欲しい」摂食障害はその究極の表現……32
愛されないなら、生きていたくない

第2章
ドキュメント・過食症からの回復　武田祐子さん、
「いつも一番でいないといけない」せっぱつまった思いが〝拒食〟から〝過食〟を招いた……35
「成績がよくないと、自分が自分でなくなってしまう」／母親の「評価」が娘の自我の成長を阻む／「お尻から肉を落とさないと」／母に否定されたら〝空っぽ〟な自分／「お母さん、助けて……」／母を否定しながら、助けを求め――／娘の「心」に近づくほど、母の〝自我〟が揺らぐ／菓子パンを十個食べても満たされない／母の呪縛との訣別！／「もう過食に振り回されなくていいんだ！」／〝母の望んだ道〟を完全に断ち切って――

第3章
ドキュメント・過食嘔吐からの回復　白坂幸野さん
ごめんね、お母さん。一番愛してくれる人を、一番悲しませてしまった……93
「もう誰にも頼らない！」母の悲しい決意／「ウチって、貧乏なのかなぁ……」／「お母さんと一緒に食事をしたい」／「……なんて甘い」過食嘔吐の始まり／一緒に暮らしたことのない父の〝愛〟／眠れずに、夜中の2時まで食べ続ける／「不安で、足下がガクガクしているの」／「うれしー！　大きく叫べるよ」

第4章　摂食障害を治すには――心を癒す4つの方法――……135

1　「心の傷」と「愛情の枯渇」が摂食障害を招く……136
2　摂食障害の起点は、幼少期の心の傷……140
些細なことで大きく傷つく心
3　摂食障害を治す……145
ここに初めて提唱する摂食障害の治療法
【方法その1】「心の傷」を癒す――傷の原点を探す――……150
両親の関係／子供に刷り込まれる期待／言葉に出さなければ伝わらない親の愛情／「つらい」時に自分を責めるプログラムが働く／引っ越しが「自我」の不在を表面化させる／心の傷と親の愛情と自我／摂食障害を治療する人の条件
【方法その2】親の愛の受け直し……176
親と離れて暮らす／親を全否定する／「親代わり」を見つける
【方法その3】自我の再構築……185
いかに自我を再構築するか……190

【方法その4】　親の「謝罪」……194
4　回復する時のつらさ……198
5　治療の効果……202
6　なぜ「摂食障害は治りにくい」といわれてきたか……204
患者同士の〝共感〟だけでも治療にはならない……208

第5章

ドキュメント・拒食症からの回復　岡野朱里子さん
体重23キロから奇跡の生還……213
「家庭が壊れてしまう」不安／「弱音を吐いたら母に軽蔑される」／
気づいたら、拒食がはじまっていた／
「このままひとり、死んでしまうかも」／
「すべてを娘にかけよう」母の決心／
「ごめんね」母はひたすら謝り続けた／
「病気と闘うのは一人じゃない」／食べて、泣いて、暴れる日々／
「社会に出たい！」意欲が背中を押した

第6章 「摂食障害」から見えてくるもの……257

1 摂食障害の人が増えている時代背景……258
2 「心の傷」を癒すことができる理解力……263
3 子供に愛情を持つことは難しい……266
4 わが子に「癒し」を与えることは、親が自分の「癒し」を得ること……268
5 愛情がある人は子供に「押しつけない」、子供から「逃げない」……271
6 父親と母親の生き方の違い……273
7 母親になることは難しい……275
8 母親の傷が子供を過保護にする……278
9 摂食障害の患者は切実に助けを求めている……283

装画・田崎トシ子　装幀・河村かおり

第1章
誤解され続けてきた摂食障害

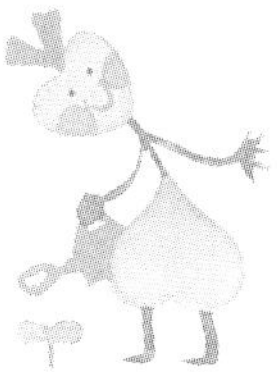

1

摂食障害は〝意志の弱さ〟ではない

「心の傷」が摂食中枢を故障させている

ほとんど何も食べ物が食べられなくなってしまう「拒食症」や際限なく食べずにはいられなくなる「過食症」が一般の人に知られるようになったのは最近のことです。

アメリカの兄妹デュオ・グループ、カーペンターズの妹・カレンさんが拒食症だったことから摂食障害が知られるようになりました。ミュージシャンとして大成功を収めた彼女が摂食障害を患っていたということは、摂食障害は誰でもなる可能性があり、そして誰でも治癒は難しいものだということをよく示しています。

この「拒食症」と「過食症」、過剰に食べてすぐ全部を吐きもどす「過食嘔吐」を総称して「摂食障害」と呼びます。拒食と過食とではすることが正反対ですが、食欲中枢がうまく機能していないという点では同じことで、拒食と過食を繰り返すこともよくあります。

早い人は中学一年生くらいから、原因が思いつかないままにまったく食欲がなくなったり、食べる意欲がなくなることがあります。どんなに重い摂食障害でも、その始まりは人生を左右してしまう病気のようには思えません。軽い気持ちで始めたダイエットぐらいにしか考えられないことが多いのです。

しかし、ダイエットが摂食障害の原因になることはありませんし、食べ物の好き嫌いも原因とは無縁です。おそらく摂食障害くらい治療の専門家からも、家族からも、誤解されている病気はありません。誰にも理解されないまま病状がひどくなり、原因がわからないまま家族や本人までも自分を責めて、なお苦しむことが多いのです。

摂食障害になると体力を維持するためには食べなければいけないとわかっていながら食べられず、あるいは食べ過ぎてはいけないと知っていながら食べ過ぎるのをやめられなかったり、いずれにしても食事が普通にできません。

過食嘔吐は大量に食べたあと吐き出してしまいますので、拒食症と同じように極端に痩せたままの状態が続くこともあれば、ごく普通の生活をしながら夫にも子供にも知られないように密かに過食嘔吐を続けている人もいます。拒食と過食を繰り返してから過食嘔吐になる人が多いようですが、最近では過食嘔吐を続けている人が圧倒的に多いという印象を受けます。過食嘔吐はある意味では拒食症より深刻です。

そしてほとんどの人が治療を受けていません。治療を受けてもいろいろなカウンセリングを転々としても、あまりいい結果を得られずにやめてしまうのが残念ながら現状です。特に過食嘔吐の人はかさむ食費に悩みながらもやめられず、ひっそりと続けています。摂食だけの問題ではなくなっていて、焦っていたり、深く悩んだりしても、理解してくれる人が一人もいないという〝孤独感〟にさいなまれたり、強い自己嫌悪や不安定な精神状態にも悩まされています。

「こうしたほうがいい」と頭ではわかっていても自分の意志でできない――これは意志が弱いからではありません。食欲中枢のトラブルがそうさせているのです。自分が知らないうちに受けた深い「心の傷」が癒されないままに成長し、食欲中枢のトラブルとして現れ、癒しが欲しいと待ち望んでいるのです。

心の傷は抽象的な傷ではありません。思い込みでもありません。考え方や受け止め方で違ってくるようなものでもないのです。必ずしも自覚できるものではないのでうやむやになりがちですが、意識下にははっきりと残りますし、何より脳の視床下部にある食欲中枢を狂わせていることでもわかるように視床下部を痛めつける傷なのです。

その食欲中枢にトラブルを引き起こした原因の「心の傷」を知り、そこに「癒し」を得ていけば摂食障害を治すことができるのです。

2

「自分は親から愛されてこなかった」

哀しい自己否定が、食を拒む

摂食障害を発症する女性の年齢は、十二歳ぐらいから三十代が中心です。十代から二十代前半の思春期に始まるのが普通です。

一時的な「痩せ願望」だと簡単に考えないでください。

摂食障害になると簡単には治りません。痩せすぎとわかって元に戻ろうと努力しても自分でコントロールできなくなってしまうものが、一時的な痩せ願望であるはずがありません。自分の体形を気にする年ごろに特有の病気でもなく、高齢の患者もいます。

発症の初めはまず食べるのが嫌になり、どんどん痩せていく「拒食」から入るのが一般的です。そのとき、心の中は耐えられないほどの悲しさで冷え切っています。

いきなり過食嘔吐から入る人もいます。やはり寂しくて、哀しくてたまりません。ずっと自己否定の嵐が心の中を吹き荒れていて、食べているときだけがイヤなことを忘れられる至福の瞬間なのです。食べたままだと太ってしまうので吐くのです。吐かなかったり、あるいは吐きたくても吐けなかったときは「過食症」になり、太り続けて場合によっては体重が百キロ以上にもなってしまいます。それでも食べずにはいられません。

こうした拒食、過食、過食嘔吐は往ったり来たり、さまざまに変化もしますが、自己否定にさいなまれるというところでは一致しています。一生懸命生きていきたいのに、自分が生きていく根拠を見失って、その不安でいつもいっぱいなのです。

摂食障害の人が感じている「自己否定」とか「自己嫌悪」をもう一歩、踏み込んでいうなら無意識の自殺願望ではないでしょうか。

人は生まれたときには、たくさん人に愛されて、たくさん人を愛したいというプログラムが頭の中に組み込まれています。そのプログラムが置かれている場所が食欲中枢と同じ大脳の視床下部なのです。

「心の傷」とは「愛されたいという願望を強く否定するもの」ともいえます。この愛されたいという本能が否定され、強い危機感に襲われたときにすぐ近くにある食欲中枢がトラブルを起こしてしまうのです。愛し愛されたいという気持ちは欲求というより本能ともいうべきものです。この場合の「愛」は男女の間の愛ではありません。人はほかのほ乳類に比べてとても未熟に生まれますので親の保護を受ける期間が長く必要です。幼児期の愛されたいという気持ちは自分が生き延びるために「安全に保護されたい」という本能なのです。ですから安心できる愛情が注がれる見通しがなくなったとき「もうこれ以上は生きていけないのではないか」という強い不安にとらわれてしまうのです。

この絶望的な底なしの不安感とか、身をよじるような空虚感に襲われる感覚は、体験した人でなければ想像がつかないものでしょう。そこを理解しない人の慰めの言葉などは軽く頭の上を通り過ぎてしまって、何の役にも立ちません。むしろ、励ましの言葉も慰めの言葉もなくても、本当に自分の苦しさをわかってくれる人が目の前に現れただけでとても楽になる、そういう種類の苦しさに襲われてしまうのです。

このように、愛されたいのに愛されていないと深く感じたときに、「愛されたい」という視床下部の中枢が異常を起こし、その影響で食欲中枢が変調をきたしてしまうのです。それが「拒食」

「過食」の行動になって出るわけです。どうして食欲中枢が変調を起こすかといえば、二つの中枢は視床下部で隣り合っているので影響を受けやすいのです。「愛情」と「食べる」ことの中枢が隣り合っていることは一般的にはあまり注目されていませんが、偶然ではなく、とても意味があることのように思います。人と親しくなろうとするときに、私たちはよく食事を一緒にしようとします。無意識に愛情と食事が深い関係があることを知っているのです。

「拒食」はこれほど望んでも叶《かな》えられない「愛情を拒む」行為とも見ることができます。「過食」は叶えられない愛情を「食べる」ことで満たそうとする行為です。ときには、過食嘔吐の女性が母親の前でわざとガツガツと異常に食べて見せたりするのも、もっとちゃんと愛してほしいというデモンストレーションにほかなりません。でも、本人にはそういう自覚はまったくありません。自分は必要なだけの愛情が不足しているから摂食障害になっていると思わないのが、この病気の大きな特徴でもあります。

食事制限をするようになって急激に痩せていくと、本人が「食べなければ身体が危ない」と気がついても、もう自分の意志で必要な栄養をとることができなくなっています。周囲の人は不思議に思います。

「自分が食べようと思えばいいだけなのだから、気持ちを入れ替えればいいのに……」

それが簡単にできません。食欲中枢が壊れているのです。本人にもどうしようもないのです。

意外に思われるかもしれませんが、心の傷は親から受けることが多くあります。では、子供を摂食障害にさせてしまった母親は愛情が薄いかといえば、必ずしもそうではないところがこの病気をわかりにくくさせています。

起点となっている「心の傷」は、その傷に焦点を絞った「癒し」が与えられなければ癒えることがないのです。つまり「傷」が明確になっていないと癒されようも、癒しようもないということなのです。ほとんどの場合、本人さえも心の傷の大きさを測れないままに成長してしまうため、親は子供が傷ついていたことさえ知らないままなのです。

それでも、起点となる「心の傷」がもとで子供は親から抑圧を受けやすくなり、親に対して心の距離感が生まれます。その距離感が結果的に「自分は親に愛されてこなかった」といわせるような関係を作っていってしまうのです。そんなことから、自分の考えを子供に押しつける親は、より子供に摂食障害を発症させやすいといえるかもしれません。

親と距離感を感じながら思春期に入ってしまうと、本人が意識していなくても親に愛されていない不安感から「自我」をうまく育てることができません。自我が育たないと自分に自信が持てなくなり、ことあるごとに強く自己否定するようになります。不安感と強い自己否定とは表裏一体のものです。そして標準から大きくはずれた体形になると、それは「自己否定」の気分とぴったり合っているように思えてしまうのです。

原因が何であれ、親が与えるべき癒しを与えられなかったという意味では、親にまったく原因がないとはいえません。摂食障害を発症する人は、発症する何年も前から意識的に、時には無意識に親の愛情を疑っています。親の深い愛情を望みながら、同時に親を激しく憎んでいることもあります。親がどんなに「娘を愛してきた」と強調したとしても、その愛情は子供の心には届かなかったのです。子供の受け止め方が悪かったのではありません。家庭環境の作り方、あるいは親の愛情の持ち方が、どこか違っていたのです。そこを理解するのは親にとってつらいことかもしれませんが、治癒に向かうためにはとても大切なことなのです。

3 摂食障害は「死」に至る病気

社会性を失い、心身が壊れ、やがて……

摂食障害は極端に痩せたり、太ったりするだけではありません。きっかけがなければ自然に治ることはなく、やがて生命にかかわるとても危険な病気だということを、深く認識してください。

食べられないままどんどん痩せていくと、身長が百六十センチ前後、体重五十キロ弱という平均的な体形の女性が体重三十キロ前後にまでなってしまいます。どんな人でも体重が三十キロを切ると生命にかかわります。時には体重の下落に歯止めがかからず二十二〜二十三キロまで落ちますが、そうなると栄養失調であらゆる臓器に支障が出てきて、死に至ることもあります。カーペンターズのカレンさんは心臓発作で亡くなりました。

死なないまでも極端に痩せると生理が止まったり、骨がもろくなったり、髪が抜けたり、味がわからなくなる味覚障害になったり、耳が遠くなったり、肝臓が悪くなったりと、身体全体が衰えて臓器に深刻な変調をきたします。そのままの状態が続くと脳が萎縮《いしゅく》することもあります。

脳が萎縮するのは栄養失調のためと説明される場合もあるようですが、必ずしもそうではありません。摂食障害の患者は心に葛藤を抱えているため、脳の中でも平常時とは違った動きがあります。「恐怖の神経伝達物質」や、「怒りの神経伝達物質」が脳内を過剰に流れると、猛毒の成分に近いこれらの神経伝達物質が脳細胞を破壊してしまうのです。ですから、過食症で太っている人でも栄養失調になっていないのに脳の機能が侵されて簡単な計算も難しいほどに、知能が低下してしまうことがあります。そうなると心の傷から来る葛藤が消えて怒りも苦しみも鎮まりますが、小学校低学年ほどの知能まで落ちてしまうことさえあるのです。

拒食症も、過食症も、過食嘔吐も、いつまでも治らないと、致命的な病気になったり、ひどくなると死んでしまうということを家族も心に留めておかなければなりません。

過食症で太っている人の場合は栄養失調で死ぬことはないだろうと思うかもしれませんが、自殺で亡くなる人も多いのです。過食症は「食べる」病気ではなく、心の病気が食べさせているので、本人は耐え難いほどの「心の痛み」を抱えたままなのです。いつまでも心の痛みが癒されず、本当に自殺しないではいられないところまで追いつめられてしまうことがあるのです。

家族の誰かが摂食障害になったと気がついたら、決して放置しないでください。少しも治る兆しがないまままいずれ死の淵まで行ってしまいます。周囲の人も本人と同様に、早い段階から真剣に摂食障害の治癒と取り組んでいただきたいと思います。

4 拒食症から過食症、過食嘔吐へ

過食嘔吐で長く苦しむ人が多い

摂食障害といえば拒食症がよく知られているのですが、多くの人は拒食をある程度の期間で通り過ぎて、むしろ過食嘔吐になってから何年も、長く苦しみます。

拒食症は食欲をまったく感じなくなる時もあれば、食欲で頭がいっぱいになっていることもあります。実際にはお腹が空いているので、身体はもう飢えて飢えて、栄養不足で渇ききって食べ物が入ってくるのを待ちこがれています。食べたいと本人が意識するかしないかは別にして、身体は当然のように栄養を欲しがっているのです。

つまり拒食症は空腹を我慢してきている状態なので、ある瞬間から、我慢がきかなくなって猛烈に食べ始める時期が来ます。すると今度は満腹感を感じることができず、一気に過食へと振れてしまいます。

過食をして吐かなければ過食症ですが、吐くと過食嘔吐となります。拒食症の患者は体重が増えることを極端に嫌う思考からなかなか抜けられないので、「吐く」ことを知った人は吐いてしまいます。以前は拒食症から過食症になり、それから過食嘔吐へと変化するのが一般的だったようですが、最近では一気に拒食症から過食嘔吐に変化する人が多いようです。

過食の恍惚《こうこつ》感に浸ると、食べている間だけはつらさを忘れることができます。これは拒食の時には得られなかった束の間の心の休息です。しかし、どうしても太る怖さに負けてしまい食べた物を全部吐き出して、たちまち自己嫌悪に陥るのです。

過食嘔吐の人が手の甲に吐きダコがあるとは限りません。指を口に入れて舌の奥を下に押しながら吐けば、手の甲に前歯が当たってそこがタコになります。タコができるほど、毎日、毎日、吐くのですが、指の代わりにスプーンを使ったりします。過食するときに水を飲んだり、過食の仕上げに水や炭酸系のジュースを一リットルほど飲めば、お腹を押しただけで吐けます。過食嘔吐の人は自分のしていることを深く恥じていますので、吐きダコを作らなくても吐けるように、自分なりの嘔吐の方法を考えるようになるのです。そして吐く習慣をつけてしまうと、わりに簡単に吐けるようになってしまうものなのです。

でも、吐きもどすときの胃酸で食道の内壁がただれたり、歯がもろくなったりと、その弊害は見過ごせないほどのダメージを身体に与えてしまいます。拒食症とまったく同じように痩せてしまうこともあります。過食嘔吐になると経済的にも厳しくなります。吐くための食費だけで一か月に二十万円以上もかかってしまう人さえいるのです。

好きで過食嘔吐をしているわけではなく、やめたくてもやめられないのです。嘔吐し終えた瞬間に、決まって深い後悔と自己嫌悪にとらわれます。

いくら食べたところで心の痛みを根こそぎ消すことはできません。だから、一時的に気持ちを逃がしたあとは、なお空虚で、孤独で、いたたまれない自己嫌悪に打ちのめされるのです。日に日に自信がなくなっていくばかりです。

過食嘔吐はトイレで吐くだけではありません。家の人に知られないように自室にこもって押し入れなどに隠しておくバケツに吐いたり、ポリ袋に吐いたりします。

過食嘔吐がひどくなると、食べる量は半端ではありません。弁当五、六個、菓子パン五、六個、パフェ三、四個、アイス二、三個、バナナ三本、リンゴ二個……。痩せた身体だと、一度に食べられる量は限られます。ガツガツと食べられるだけ食べると水を大量に飲んでバケツに胃袋に入ったものを水と一緒に全部吐き出し、すぐまたガツガツと獣のようにお腹いっぱいになるまで食べる、またバケツに吐き出す、そんなことを自室で繰り返すのです。そして家の人が寝静まった夜中にそっとバケツを持ち出してトイレに流します。過食嘔吐になってしまった人は、ほぼ毎日、同じことを繰り返しているのです。

もしこれだけ食べて、そして吐き出すのが異常だと思ったならば、そうでもしなければ逃げ場がない人の「心の傷」がそれだけ深いことを思いやってください。もしそれを無理にやめたなら、頭が正常ではいられないほどの「つらさ」なのだということをよく知ってほしいと思います。

過食をしたあとすぐ吐くことを覚えてしまうと、拒食とほとんど同じように痩せてしまいます。過食嘔吐の場合、ふつうの体重より少し細めで止まる人もいますが、拒食症と見分けがつかないほど痩せ細ってしまうこともあります。こうなると過食してつらさを一時的に忘れ、そのすぐあとに大後悔をして落ち込むという繰り返しを何年も続けることになります。

過食嘔吐になってしまうと、なかなか治りにくいといわれます。拒食はつらいので、なんとか治ろうとします。過食は体力がつくので、気力も上昇させることができます。過食嘔吐の場合は、一時的にせよ「過食」で気持ちを逃がすことを知っているので、つい過食に逃げてしまいがちです。それでいて必ず吐いてしまうのでいつまでも体力がつかず、気持ちが落ち込んだ状態から抜け出せません。

まだ拒食症でとどまっている人はもし過食に変わって食べた物を吐き出したくなっても、我慢して吐かないようにしましょう。どうすればやめられるかは、4章にまとめてあります。嘔吐は癖になります。過食になっても吐くのを我慢して、過食嘔吐を覚える前に治してしまいましょう。

5 拒食症の「行動」と「気持ち」

本人も自分の「傷ついた心」を理解していない

摂食障害が始まっても、最初のうちは本人も周囲も〝病気〟とは気付きません。本人の意識としては「ダイエット」をしているだけと思っていますし、聞かれればそう答えます。周囲にもダ

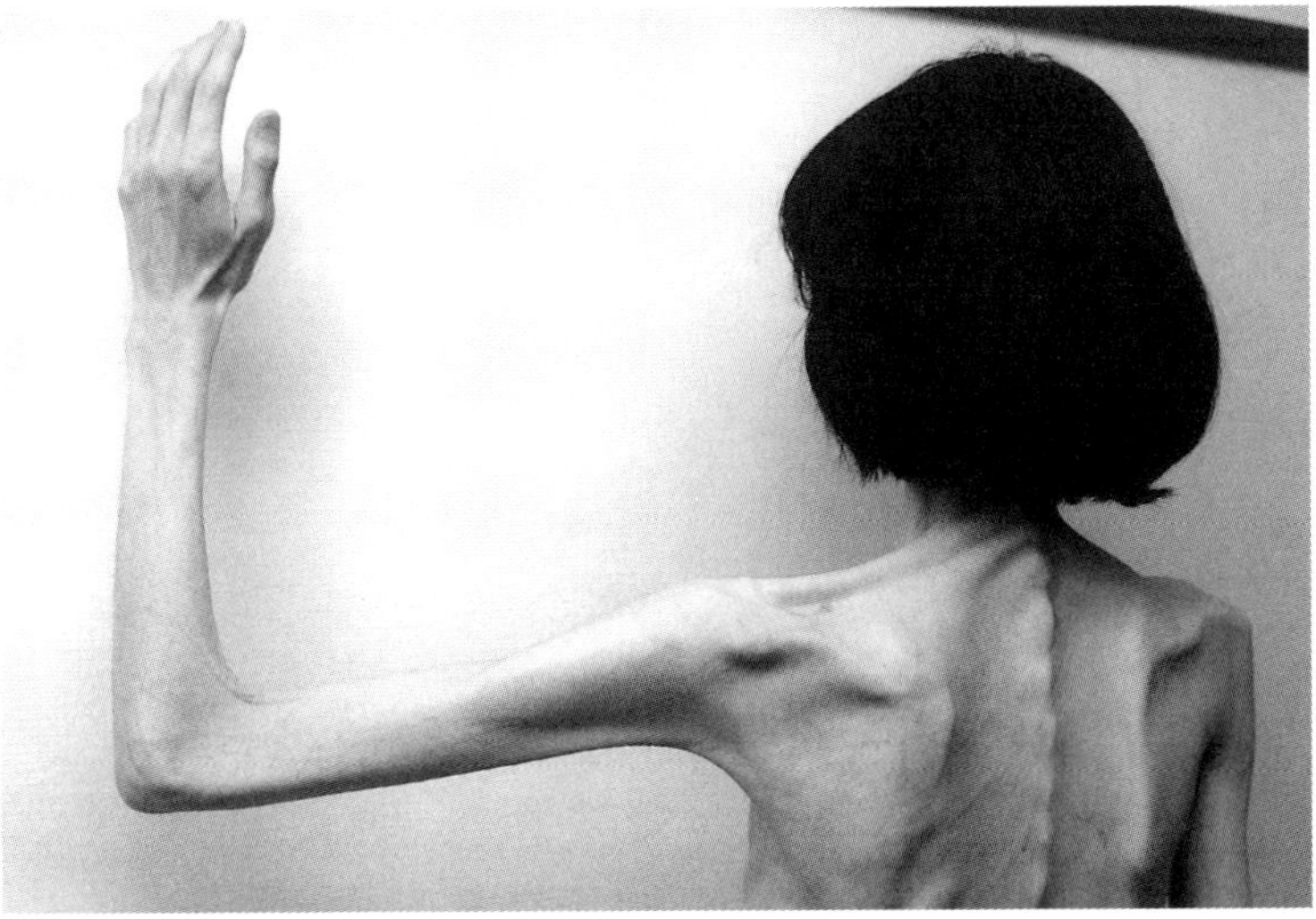

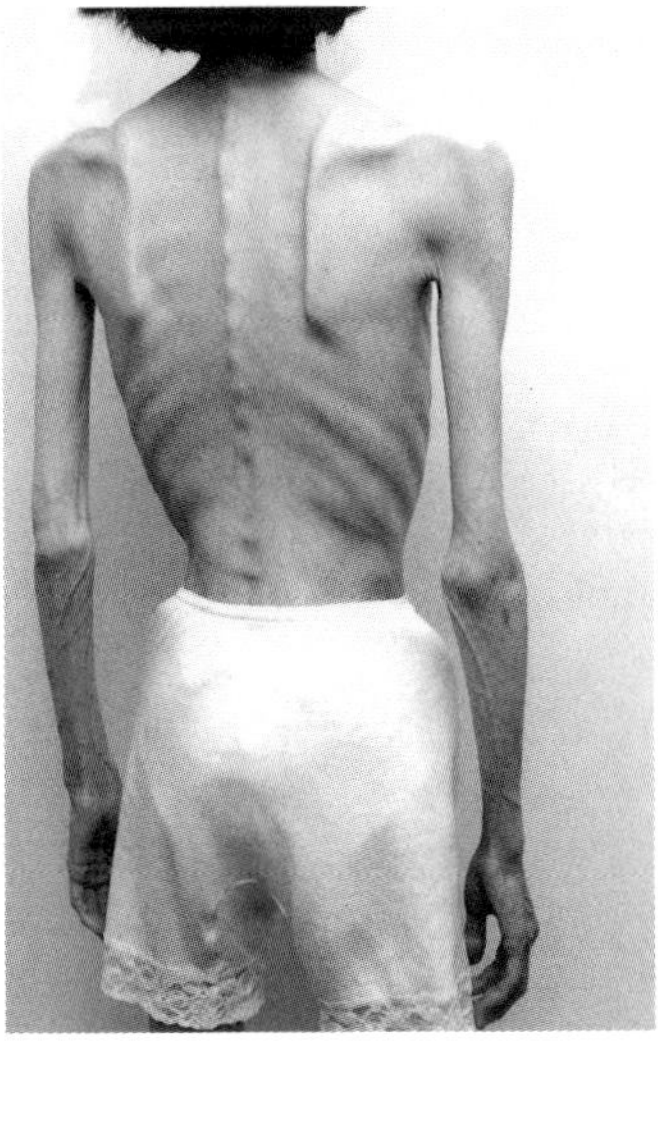

摂食障害により極端に痩せてしまい、
骨と血管が浮き上がった女性の身体。
全身のあらゆる臓器に支障が生じて、
体力も気力も奪われてしまう——

イエットがまさか病気だとは思いません。

この最初の入り口だけを見て「ダイエットが拒食症の原因になる」と多くの専門家がいうのです。拒食症になった本人も「ダイエットをしたのが原因」と思い込んだりしていますが、ダイエットはきっかけにはなっても根本的な原因にはなり得ません。

病気を発症した本人は「痩せたい」と思ったり、「痩せてきれいになりたい」と思ったりします。それは無意識に食べないことで「自己否定」をしたいと願っているのです。

心に受けた傷が癒されないまま、気持ちに限界が来ると摂食障害を発症します。その発症の仕方は、傷や家庭環境によって微妙に違ってきます。ダイエットに走ると拒食症になってしまう、というのは大きな誤解です。

そこをはっきりしておかないと、いつまでも「ダイエットが原因で拒食症になる人がいる」という誤解のもとに治療法を組み立てようとするので治らなくなってしまいます。

発症するのは「愛されたいのに愛されていない」という気持ちを持て余しているときですが、それを分析するなら次のような要素が含まれています。


——親に愛されないダメな自分に罰を与えたい。

——ガリガリに痩せて、自分の痩せて寂しい心と身体とをぴったりマッチさせたい。

——普通の身体をやめて、普通の生活や人間関係からもリタイアしたい。

——自分には食欲に勝てる強い意志があるということを確かめたい。

――親の愛情を徹底的に拒否するという態度を、体形ではっきり示したい。
――純粋になりたいから、食べ物といえども身体に異物を入れたくない。
――身体の中から異物をすべて排泄したい。

摂食障害が始まった女性はよく食べ物のそれぞれのカロリーを頭に入れて、よく何が何カロリーと計算をすることがあります。ところが食べ物のカロリーを知るほどにカロリーの高い食べ物を食べることを嫌うようになり、やがて成人女性が一日に必要なカロリーさえ食べなくなっていきます。

自分が食べていいもの、悪いものを決め、食べるのはコンニャクとキノコだけとか、絶対に油は使わないとか、食べられるものを限定してしまうこともよくあります。

それが高じていくと「身体の中に何も入れたくない」という気持ちが出てきて、食べたあとに吐いたり、吐くのが苦しいときは大量の下剤を飲んだりします。なるべく早く食べたものを排泄したいと思ってしまうのです。

同時に、食べること以外の行動も変わっていきます。それは人によって多少は違いますが、いくつかの傾向があります。

運動をするようになります。食べたカロリーをなるべく早く消費してしまいたいので、かなり精力的に運動をするのです。ラジオ体操や自分で考えた部屋でできる体操をしたり、ランニング、ウォーキング、水泳など、一人で好きなだけできるものが多いようです。拒食をすると栄養が慢性的に不足しているためにイライラしたり、気持ちが上向きになると猛烈な食欲が頭の中を駆けめぐったりするので、そのイライラを解消するために運動をするという意味もあります。動かないではいられない、というふうに何かに追われるような気持ちでやるのも大きな特徴です。

何をするにもスケジュールを立てて、予定どおりに行動しないと気がすみません。もしも昼食を友人と食べたりすると、ほとんど食べないのね、と他人からいわれるのが嫌で人と食事を一緒にするのを避けるようにもなります。友人や家族との人間関係もどんどん煩わしくなります。

朝早く起きるようになったり、深夜まで寝つけなかったりするのも特徴の一つです。心に寒風が吹き抜けるような寂しさをずっと感じているので、深い眠りをすることができません。眠っている間もずっと不安ですから、身体がある程度休まると、明け方には目が覚めてしまうのです。そして「何かしなければ」という気持ちにかきたてられます。何かというのは、有意義なことをしなければならない、という焦りです。それも不安がさせるものです。

あるいはやはり不安から、なかなか眠りたくありません。何か忘れ物をしているようで眠るのが怖いのです。こうして生活時間が乱れることもあります。

摂食障害はその状況によって本人の状態も意識も変わっていきます。同じ「拒食」といっても、拒食に入っていくときにはまったく食欲を感じませんし、拒食が治りかけていくときには猛烈な食欲で頭がいっぱいになっています。それでもいざ食べようとすると、食べられないことには変わりがないのです。

食べられないことやスケジュールどおりなどの行動は、すべては「心を閉ざし」ていることの表現だったり、焦り、不安の現れです。不安から気持ちに柔軟性がなくなっていって、あまり精神的な刺激を受けたくありませんし、深く考えることも嫌になります。

誰だって好きで心を閉ざす人はいません。閉ざすしかないほどの「つらさ」があり、大きな不安の中にいるのです。それを周囲の人ばかりでなく、本人でさえ自分がよくわからないのです。あまりにつらいので、そのつらさを直視できず、無意識に心の傷から気持ちをそらしてしまっているのです。

6 過食・過食嘔吐の行動と気持ち

愛情に飢えると甘いものが食べたくなる

拒食が自分を「無」に近づけることでつらさを忘れようとするのに対して、食べる快感に浸ることでつらさを忘れようとするのが過食、過食嘔吐です。

誰でも食べて満腹感を味わっているときには、視床下部の食欲中枢が刺激を受けて「もう空腹感を満たしているよ」という信号を受け取っています。そのとき快感の神経伝達物質が神経繊維の中を流れるので、その快感に身をまかせてつらさを忘れようとしているのです。

過食の経験をしてしまうと「つらさ」から逃げたいとき、過食したくてたまらず、まるで幼児が好きな食べ物を待ちきれないように我慢できない欲求が頭の中を巡ります。
食べたいものは決まって「甘いもの」です。

さよなら、さよなら！
いろいろお世話になりました
いろいろお世話になりましたねえ
いろいろお世話になりました
さよなら、さよなら！
こんなに良いお天気の日に
お別れしてゆくのかと思ふとほんとに辛い
こんなに良いお天気の日に

この詩の後半にこんな一節が出てきます。

何か、僕に、食べさして下さい。
何か、僕に、食べさして下さい。
きんとんでもよい、何でもよい、
何か、僕に食べさして下さい！

私の好きな詩人・中原中也の別れのつらさをうたった詩「別離」です。別れのつらさは望んだ愛情が叶えられないときのつらさによく似ています。そのつらさは普遍的に食欲と結びついているのではないでしょうか。中原中也は「きんとんでもよい」と書いていますが、つらいときに食べたいものは、やはり「甘いもの」だったのです。

過食嘔吐をする人は、甘いものが食べたくなるといいます。食べたいものの筆頭に挙げられるのが甘い菓子パンです。そのほか甘いパフェ、アイスクリームなどを好んで食べます。こんなふうにはっきりとした傾向があるのは、過食が実は「心の癒し」を求めての行動なのだということをよく物語っています。

甘いもののほかに油もののこってりしたものが食べたくなるという人もいます。食欲中枢を強烈に快感で刺激したいのでしょう。そしていざ食べるときは「あぁ～、待ちきれない。食べたいよ～」という気持ちになって、レジでお金を払うのもそこそこに駆け足で家に戻り、一人部屋にこもって獣のようにガツガツとむさぼる、そんな食べ方です。食べているときは、何も考えられません。周囲のすべてが目に入らないほどの恍惚感に浸っています。目も耳も心も閉ざして「食べる」快感の世界に浸り、つらさを忘れようとするのです。こんなときはどんなに温かそうに見える家庭で過ごしていたとしても、その人にとっては過食にしか癒しがない精神状態なのです。

嘔吐をしないですんでいる場合、イライラ感は少なくなります。身体に肉がついて体力が出てくると「細かなことはどうでもいいや」と気持ちに余裕がでてきて、神経質さがとれていきます。自己嫌悪も比較的に少なくてすみます。

拒食症の人も、一度、過食ぎみになって、体力がついたところで精神的なサポートを受けると治りやすいようです。拒食症から回復する途上の過食はむしろ歓迎すべきものと思ってください。

7

「愛情が欲しい」摂食障害はその究極の表現

愛されないなら生きていたくない

摂食障害になる人は、「心の傷」が癒されないためにいつも不安で、その代償として親の愛情をとても欲しがるようになります。それで幼年期からずっと愛情を欲しながら、期待しただけ愛情は受けることができなかった状態が続いてしまったのです。

親の愛情を望んで、望んで、望みながら待ち続けて、それでもやっぱりもう期待するのは無理のようだとなったとき、あきらめきれないまま心が拗《す》ねてしまう、それが摂食障害だと考えてください。

「私はお母さんが好き、でもお母さんは私を好きじゃないかもしれない。きっとそうだ」

どうやって確かめたらいいかその方法もわからないまま、そんな不安に怯《おび》えていますが、それを確かめてやっぱり母親は自分を愛していなかった、と断定できてしまったらもっと怖いことになります。それで気持ちをはっきりさせることを避けてしまうのです。

ですから、すべての行動が「拒否」に結びついてしまうのです。

それまでは親に反抗したことのない素直な子が、急に反抗的になったり、汚い言葉を使ったり、物を投げつけたりします。大好きだった親に、過激に逆らうようになるのです。態度も横柄になり、物をぞんざいに扱うようになります。人が変わったように感じるかもしれませんが、それは食べることを拒否したり、過剰に食べたりすることと同じ意味なのです。周囲のすべてを拒否し、家庭の「幸せ」とか「平穏」を打ち壊そうとします。自分が望んでも得られなかった愛情を与えてくれない家庭の「幸せ」なんか見せかけのもので本物じゃない、「幸せごっこ」なんてやめてしまえ、という気持ちです。

その反発が自分にも向いてしまい、それで人が生きるためには最も重要な「食べる」中枢を壊してしまうのです。その家庭と一緒に自分もこの世から消えてなくなってしまいたい、と思うほどに心がすさんでしまうのです。

その荒れた言葉、荒れた態度は、その子の「荒れ狂っている心の風景」と思ってください。あまりに寂しく悲しい私の状況をどうしてわかってくれないのか、と最後の手段として訴えているのです。

「引きこもり」の人の気持ちの動きも、摂食障害の人とほとんど同じだととらえてください。愛されていないと、人は自分に自信がもてません。「土台」がない雲の上に家を建ててしまったような空虚さ、心細さを感じています。自信がないので傷つきやすく、人にどんどん会えなくなっていって、引きこもりになってしまいます。摂食障害の人も人に会えなくなっていくのは「引きこもり」とまったく同じで、しまいには「引きこもり」の男性と同じように家から出ていくところがどこにもなくなってしまいます。

心はみすぼらしく萎《しぼ》んでしまい、頭を垂れて、肩を落とし、「愛情がない生活なんてイヤだ、もう何もかもがイヤになった!」という心象風景を、無意識のうちに身体全体で表現しようとしているのです。

ここまで摂食障害の方の気持ちや行動を、おおまかに述べてきました。

心の傷が摂食障害を引き起こす原因と治す方法に移る前に、摂食障害から立ち直った女性の例を紹介したいと思います。

第2章

ドキュメント・過食症からの回復　武田祐子さん

「いつも一番でいないといけない」せっぱつまった思いが“拒食”から“過食”を招いた

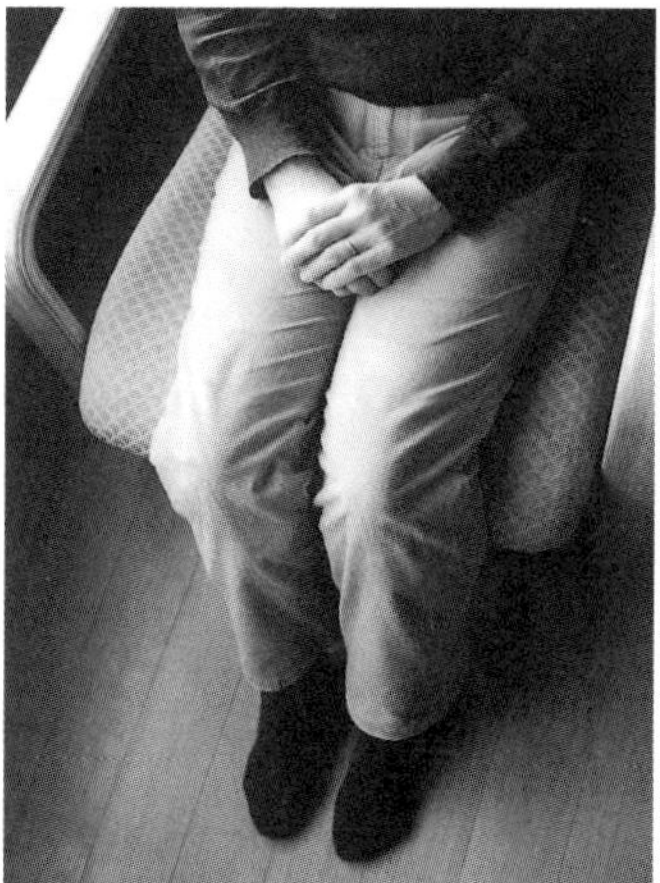

新潟県に住む武田祐子さん（仮名・32）は、〝拒食症〟と〝過食症〟を八年間苦しんだ末に回復した。

摂食障害が回復してから結婚した彼女は赤ちゃんを抱いて現れた。よく太った赤ちゃんが祐子さんの胸元で天井を見上げ、キョロキョロとしきりに目を動かしていた。

「まだ生後四か月です。この子、お父さんにそっくりなんですよ」

赤ちゃんの丸いほっぺをつつくと声をあげて愛想よく笑い、たちまちお乳の甘い匂いが立ち上った。その匂いがあふれるような祐子さんの幸せを思わせた。

祐子さんは大学生だった二十歳のころ拒食症となり、五年後に過食症に転じた。彼女が荒れたために家庭がすさみ、危うく一家心中の淵まで行ったという。祐子さんは何度、人生に絶望しそうになったことだろう。

そんな彼女も回復して、いまは確かな幸せを手にしている。彼女が歩いた道を辿《たど》ってみよう。


祐子さんは新潟県の地方都市で、サラリーマンをする父、パートをする母の家庭で育った。三つ下に弟がいる四人家族。

祐子さんがまだ小学校に上がる前のこと。夜中に激しくいい争う人の声で彼女は目を覚ました。

「どうしてそんなに毎晩、毎晩、お酒ばっかり飲んでくるの！」

「付き合いなんだから、しょうがないだろう……」

「仕事の付き合いって、何いってるの！　こんなに毎晩、それもこんなに酔っ払うまで飲まなくたっていいはずでしょ！」

　電気の消えた真っ暗な部屋で、鋭い言葉の応酬が続く。同じ部屋に寝ている父と母が、布団に入ってまで夫婦喧嘩をしているのだった。部屋は泥酔した父の吐息で、酒臭かった。母の憤怒《ふんぬ》に満ちた刺々《とげとげ》しい言葉が幼い祐子さんの胸にいくつも突き刺さった。祐子さんが両親に気づかれないように息を殺してそっと目をつぶると、目尻に涙が伝った。

　白いマシュマロのような幼児の心は〝喧嘩〟や〝事故〟を見聞きするとそれが痛々しい傷になって残ってしまう。

　大人にとっては、翌朝には忘れてしまうような〝夫婦喧嘩〟だったとしても、時に幼児は深刻に受け止めてしまうのだ。祐子さんは後に主治医となった先生に向けて心の苦しみを何通もの〝手紙〟にして訴えた。その中にこうある。

《私が小さい頃、夜遅く父が自分が分からないくらいお酒を飲んで酔って帰ってくると、母は本当は心配しているのでしょうが〝どうしてそこまで飲むのか〟と父に夜中じゅう怒ってばかりでした。私は眠ったふりをして真っ暗い部屋で2人の話を聞いていました。そしていつも父はどうしてみなが心配しているのに、あんなにお酒を飲むのかとばかり思っていました。母に心配ばかりかけるそんな父が嫌いで……》

　二十年もの時を経てなお、その時の不安、その時にこらえた心細さを訴えずにはいられない。それほど持って行き場のない〝傷〟となって彼女に残っていたといえよう。彼女の場合、この幼児体験で作った心の傷が〝摂食障害〟の要因を構成する起点となっているように思えてならない。

いま祐子さんはこう話す。

「うちは母が主導権を握っている家庭でした。父よりも母のほうが年下だったのですが、学歴も母のほうが上でしたし、父は酒に溺《おぼ》れたり、嫌なことがあるとパチンコに逃げたりするような弱さがあったと思います」


摂食障害を発症する人は、ほぼ例外なく幼児期（四歳～六歳）に心の傷を受けています。祐子さんの場合には父親が深酒して帰ってきたり、両親がそのことで夫婦喧嘩するのを、心を痛めながらひっそりと聞いていたのです。

酒に酔って正気をなくしている親はそれだけでも子供を不安にさせ、心に傷を作ります。夫婦喧嘩も子供の心には傷となって残ります。

祐子さんの家庭にはもうひとつ、特徴がありました。母親が夫を叱りつけたことです。同じ夫婦喧嘩でも父親が酒に酔って気が大きくなり母親を叱るより、酔った父親を母親が叱るほうを子供はより一層、深刻に受け止めるのです。

摂食障害の人の両親は必ずしも夫婦喧嘩をするとは限りませんが、夫婦仲に溝があることが多いようです。それも母親が父親より優位に立っているように見受けられます。祐子さんの両親の学歴は同じですが、学校の偏差値が母親のほうが上だったのです。母親はそのこともあって、夫に対して強気になっていたのかもしれません。祐子さんの母親はふだんは明るく、自信にあふれています。祐子さんが両親の夫婦喧嘩で心を痛めたことなど、考えもしませんでした。傷の癒しは与えられなかったのです。

祐子さんは心に傷がついたことで、自然とその傷をカバーしようとします。摂食障害になる人は「いい子」で育つことが多いといわれるのは、心の傷を広げないために懸命に「いい子」になろうとするからです。

幼い心の傷が「父と母の関係が破綻《はたん》するのではないか」「家庭が破綻するのではないか」と不安にさせ、破綻するのを自分が食い止めようとして懸命になるのです。幼児期には家族が仲良くしてほしいという「共感」の本能が強くなっているため、そこに傷がついたときに本能的な一途さで真面目になるのです。

祐子さんは勉強ができたので、真面目さは勉強に向けられることになりました。

「成績がよくないと、自分が自分でなくなってしまう」

両親を別の角度から見ると、こんな夫婦でもあるという。

「母は厳格な家庭に生まれて、生活のすべてにおいて〝楽しむ〟ことを知らないで育った人なんです。人に悪く思われたくないという気持ちから、世間体を一番気にするのも無理はありません。

その点、父は楽しむことを知っていますし、それをわかってくれない母に対してずっと苛立《いらだ》っていたと思います。〝信念〟はあるけれども世間体ばかり気にして楽しめない母、世間体など気にしないでやりたいことができる父、対照的な両親です」

酒好きな父親のだらしないところを〝痛み〟として受け止めてしまった祐子さんは、極端に父親を嫌うようになっていった。自然と、心のすべてを母親のほうに向けるようになっていた。

(父のように母から嫌われるようになったらおしまいだ)

いつしか母に対して恐れにも似た気持ちを抱くようになっていた。

わが子を愛さない親はいない。両親を大事に思わない子はいない。けれど、それぞれ愛する気持ちをどう伝えたらいいのか、気持ちを表す方法を知らない人は多い。それが悲劇の芽となる――。

「そんなこともわからないの!?」

母は小学校のころよく祐子さんを厳しく叱った。愛情があるからだとは思ったが、いつもいい点数を取って帰らなければ母は気がすまないように祐子さんには思えた。祐子さんは勉強ができたのに、母にほめられた記憶がない。祐子さんは尊敬する母の期待に応えようと必死になっていた。いや、母を怒らせるのが怖かった。きつく叱る母親は励ましのつもりだったのだろう。でも、母はうれしさを言葉にしたことがなく、祐子さんはいつもビクビクしていた。

(お母さんに見放されたくない)

不安でたまらなかった。そのうち祐子さんはテストの答案が返ってくる前に、それとなく予防線を張るようになっていた。

「お母さん、今度のテスト、失敗しちゃった」

失敗していなくても、万が一、百点を取れなかった時に母親をがっかりさせたくなかったからだった。娘のそんな気持ちを母は知らなかった。祐子さんは子供のころ、家事を手伝った覚えがない。家事はすべて両親の仕事だった。母は必ずこういった。

「あなたはそんなことしないでいいの。そんな時間があるなら、勉強しなさい」

小学校の時からピアノと学習塾に通っていた。ピアノは発表会の前になると一日三時間から六時間も弾くことがあった。母は祐子さんが勉強しているか、ピアノを弾いていると機嫌がよかった。テレビを見ることは許されない、それは母娘の暗黙の了解だった。

祐子さんも無邪気に友達と遊んだり、テレビを見たいという気持ちがなかったわけではない。でも一番の成績を取らなければならないという強迫観念があり、勉強をしていたほうが安心できたのだ。母に見放されないようにと頑張るうちに、いつの間にか祐子さん自身も成績がトップクラスでなければ自分ではない、と感じるようになっていった。でもそれは本当は心の安まらないつらいことだった。そんなつらさを、後に拒食症になって気持ちが荒れていたとき、彼女は直接、母親に訴えたことがある。すると母親は彼女にこういうのだった。

「小さいころ遊ばせてもらえなかったなんて、すぐ人のせいにするけれど、幼稚園のころだってけっこう遊びに連れて行ってたでしょう。プールとか、公園とか……。それに〝外で遊んできなさい〟とお母さんがいっても、いつもすぐに家に友達を連れてきて本を読んだりしてたのはあなたでしょ。あんたが外で遊ぶのが好きじゃなかっただけでしょ。ま、小学生の終わりごろからはピアノも本格的に習いだして、先生から〝一日に何時間もピアノを弾きなさい〟といわれたから私のいうことも少しは変わったかもしれないけど……。そんなに遊ばしてなかったなんてことは決してないし、それはあんたの思い違い。いまさらお母さんのせいにしないでよ」

祐子さんは母に口応えなどしたことのない〝いい子〟だった。大人になった娘から責められるとは、母は思ってもみなかった。

——父が深酒で母を怒らせ、自分まで母を怒らせたら、家庭が崩壊してしまうかもしれない——

祐子さんの〝怖さ〟は自分自身の保身というより、家庭崩壊の怖さ。そんな思いをうっすらと背負い続けていたのだ。祐子さんにとっての〝家庭〟は、心からくつろいで安らぐ場所になっていなかった。一方の母は娘が生まれたときから世話しているだけに愛情を注いでいるという実感がある。親子間の〝愛情〟はあって当たり前のものと思って疑ったことがない。だからわざわざ娘を〝ほめる〟必要など意識したことがなかったのだ。よもや娘がそんな〝怖さ〟を感じているとは思いもしない。そこから食い違いが始まっていた。

祐子さんが心休まらない日々を送っていたことは、彼女が劣等感に打ちひしがれていたことを見てもわかる。彼女は〝手紙〟に書く。

《私は、物心がついた時から、自分の外見に関してはものすごくコンプレックスを抱いてきたように思います。かゆくてどうしようもないアトピーのために湿疹だらけの肌、固くてごわごわの髪、お世辞にもきれいとは言えない顔、大きなヒップ、短い足……、数えていけばきりがありません》

彼女は両親からほめられた覚えがない。「可愛い」「好きだよ」「いい子だ」「優しいね」親子の間でも、言葉に出さなければ愛情は伝わらない。彼女は勉強をすることでしか自分の価値を確かめられなかった。学校の成績の中で、祐子さんの弱点は体育だった。

（何かひとつ、人並みにできるスポーツがあれば……）

中学時代、バドミントン部に所属した。しかし、ピアノの練習と勉強のために練習に出ることはできず〝幽霊〟部員で終わった。

高校は県内で進学率トップの公立校に進んだ。ここでも上位の成績を死守しなければ自分が自分でなくなるように感じていた。母は祐子さんによくいって聞かせた。

「薬剤師になるといいよ。仕事に困らないし、安定しているから」

祐子さんも母のいうことに異存はなかった。何でも母に相談し、母が決めたことを守る、そうすることで彼女は安心できた。彼女は確かに正解、不正解がはっきりしている理系が好きだった。

（私が評価されるものといったら勉強の成績しかない。結婚して専業主婦になったら、自分の評価がわからなくなってしまう。結婚しても評価されるためには、仕事を続けたいし、その仕事も評価がはっきり出る仕事のほうがいい）

事務とか雑務だけをするＯＬにはなるまいと思った。

母親の「評価」が娘の自我の成長を阻む

このころ、一家には奇妙なことが起きていた。祐子さんが父親とまったく口をきかなくなったのだ。祐子さんは父を心底、軽蔑《けいべつ》していた。父は酒を好んだ。酔って母がたしなめると夫婦喧嘩になる。正論をいう母には信念があり、父はそれがないように見えた。母を苦しめ、家庭を乱す父は憎むべき存在にしか映らなかった。

〝奇妙〟なのは、父親とひと言も言葉を交わそうとしない娘をそのまま放置する両親だ。祐子さんは中学から高校まで数年にもわたって、同じ屋根の下で暮らす父とまったく会話をせずにすませた。この間、祐子さんは父の車で学習塾に送り迎えしてもらいながら「ありがとう」のひと言もいわず無言を通していた。明らかに娘が父を蔑視《べっし》しているのにそれを容認するとは……。高校一年になってようやく父と話すようになった。彼女はこう思ったのだ。

(あんまり私が話さないのも、お父さんがかわいそうかな)

「共感」の本能が傷つけられたとき、子供は自分を責めるように心が働きます。両親の夫婦喧嘩の原因が父親の深酒であっても、子供は自分が悪かったのではないかと思ってしまうのです。そのうえ、祐子さんの両親は祐子さんをほめませんでした。ほめ言葉をたくさん受けたならば、それが直接、心の傷に関係のないものであってもある程度の癒しにはなっていきます。たとえ見当はずれのほめ言葉であっても、両親からのほめ言葉は「愛情」となって子供の心に降り注ぐのです。現実の日常生活を仔細《しさい》に見回しても、子供が両親の愛情を確かめる方法といえば「ほめ言葉」をかけてもらうことぐらいしかありません。

子供さんのいらっしゃる方は、ちょっと考えてみてください。叱る言葉は一日に何度もかけているはずです。朝は「早く起きなさい」「早くご飯を食べなさい」「早く学校に行きなさい」。子供が学校から帰ってくれば「手を洗いなさい」「部屋を片づけなさい」「勉強しなさい」「いつまでもテレビばかり見ていないで早く風呂に入りなさい」「早く寝なさい」……。

こういう日々の生活の中で、親の愛情を感じるのは「優しい言葉」「ほめ言葉」をかけてもらう時なのですが、祐子さんの親に限らずその言葉が親の口から出ることはほとんどないのです。「ほめ言葉」の出ない両親のもとで育つ子供は、まったく愛情をかけられずに育つ子供と同じです。

残念ながら、祐子さんの母親はそういう「心」のありように無頓着すぎたようです。祐子さんが父親と話をしなくなったのを知っていながら、注意することはありませんでした。「言葉を交わさない」は「心を通わせない」のと同じことです。子供に対してほめ言葉が出せなかった母親は、会話に対しても無頓着であり、心のありようにも無頓着だったといわなければなりません。人と心を通わせなければ、どんどん心が痩せ細ってしまいます。そういう家庭の中で子供を育てていくと、人格に安定感や包容力がなくなってしまいます。祐子さんの心の傷は、家族の中で癒されるどころかますます傷を深めていたようなものなのです。

心に傷を受けた子は、それからなお傷つきやすくなってしまうので、よほどほめられながら育てないと、不安感、劣等感でいっぱいになりながら成長することになります。彼女が持っていたコンプレックスも実際にアトピーがひどかったかどうかは問題ではなく、もしきれいな肌で、身体の均整がとれていたとしても、何かしら別のところにコンプレックスの種を見つけていたはずです。

もうひとつ、祐子さんの少女期に問題がありました。

母親が祐子さんに「薬剤師になるように」と暗示をかけるようにして育てたことです。職業を限定して、将来の展望を植えつけるようにして育てることはとても危険です。そうすると子供はその職業になることを前提に、自我を形成してしまうのです。

暗示の強さにも強弱はあるでしょうが、もしも「薬剤師」になるようにと強く〝洗脳〟されるようにして育った場合、希望の大学に落ちた瞬間、摂食障害が始まったり、精神的に大きな葛藤を抱えるようなことになってしまうのです。自我が崩れてしまうからです。

子供に夢を託す場合でも「安定した仕事だから」とか「身分が保障されているから」とか「給料がいいから」といった利己的な夢だと自我の崩壊を招きやすいので、理由は「人を幸せにする」ように利己的な要素を排除して、職業も一つに限定せずに幅を持たせるべきです。

たとえ目的の職業に就いても自我の崩壊を招くことがあります。その仕事内容が、自我の中に織り込んできた仕事内容と違っていたりすると、目的の職業に就けなかった時と同様にそれまでの努力がすべて無意味だったように感じてしまうからです。

後に祐子さんが発病してから医師にあてて訴えた〝手紙〟の中に、夫婦関係が窺《うかが》える場面がある。時期は彼女の高校時代よりもずっとあとのことだが抜粋してみよう。仕事でストレスを抱えた父親が母親に愚痴をこぼしたのに反発されて、いきり立った場面だ。
《仕事がうまく行かなくてもこれだけ頑張っているのに、何で文句をいったらいけないんだ！　家で全部吐き出さなければいられないのくらい、分かっているだろう！　夫婦ってそんなもんか!?　長い間、付き合ってきて、そんな事も分からないのか。オレの気持ちを分かって欲しかったのに……》

長いこと母親は酒に溺れる夫を叱ったり、時には夫の苛立ちを受け止めたり励ましたりする役割を担ってきた。母親は精神的な一家の大黒柱としてずっと大きな存在だった。だから母親が許せば、祐子さんは何年でも父親と口をきかなくても咎《とが》められなかった。〝歪《ゆが》んだ〟家庭だったといわなければならない。

この歪んだ中で思春期を迎えた祐子さんは、自分の生き方のすべてを〝強い〟母親の手に委ねてしまった。〝母から見放されたくない〟という幼児期に始まった母に対する従順な気持ちが思春期まで続くことで、彼女は自分で身につけなければならなかった〝自分の考え〟を築き損なってしまったのだ。母親の生き方、母親の考え方を、そのまま〝自分の考え方〟としてしまったところに大きな罠《わな》が潜んでいた。祐子さんの場合は〝自分と母親を重ね合わせすぎた〟ことに問題が始まったのだ。しかし、まだこの時点ではその〝違和感〟に祐子さんは気づかなかった。

祐子さんは母親のいうことは、すべて受け容れた。
「男の子と遊んだりしちゃダメよ。そういう不潔なことをする時間があったら、少しでも余分に勉強していい大学に入ったほうがいい」

祐子さんはボーイフレンドを作ろうとも思わなかった。彼女は高校では合唱部に所属していた。彼女はピアノ伴奏を受け持った。けれど、クラブにはほとんど出ることができなかった。勉強とピアノの練習に明け暮れる毎日で、クラブに出る時間が惜しかった。祐子さんはピアノのコンクールで表彰されたこともある。オーケストラをバックにピアノ協奏曲を弾いたこともある。でも音楽の道に進もうかと思ったのはほんの一時だった。彼女はいう。

「ピアノは上達に限界があるな、と――。どんなに練習しても本番で間違えればその一瞬で失敗となります。どんなに練習しようともそれは評価されませんからね」

祐子さんはあらゆる判断基準を〝母〟に置いてしまったため、自分自身が楽しめるかとか、自分が満足できるか、という物差しで考えることができなくなっていた。あれだけ時間を割いて練習に励んだピアノも大学入学と同時にあまり弾かなくなってしまった。楽しんではいなかったのだろう。

オーケストラをバックにピアノ協奏曲を弾く――よほど上手でなければこんな経験はできないはずで、祐子さんはピアノを習っている子供たちの中でも才能があったのでしょう。

それなのに彼女は自分がうまいとは思えませんでした。ほめられなかったからです。うまく弾いて当たり前で失敗したときには叱られるというのでは、どんなに頑張ってもご褒美がなくて、失敗した罰だけが用意されているゲームをしているようなもの。楽しめるはずがありませんでした。

祐子さんは「音楽で身を立てるほど上手じゃないかな、と思った」そうです。それだけ弾けたら趣味としてとても楽しいはずなのに、失敗したときの評価の低さばかりが強烈に印象に残った彼女はピアノを趣味にしませんでした。

母親は祐子さんの成績の良さにはとても満足していたようです。それをほめて表現するならよかったのでしょうが、いい子育てをした自分自身の手柄としてしまったようです。娘の人生と自分の人生を重ね合わせて、母親は娘の成績の良さを自分のことのように考え、娘と自分との境界線を見失っていったのです。祐子さんの人生が、自分の人生と同じことになってしまいました。

「お尻から肉を落とさないと」

大学に進学して彼女は自分の内側の〝違和感〟に初めて気づいた。

近県の国立大学薬学部に合格した祐子さんは新しいアパートを借りて、初めてひとり暮らしを始めた。なぜか不安で、毎日、母に電話を入れた。ひとりになった開放感よりも不安感のほうが大きかった。小学校以来、中学、高校とあれほど懸命に勉強して入学した目標の大学なのに、達成感がまるでない。

（自分はこの大学を目標にここまで頑張ってきたんだけど、ここで何をどうしたらいいのか……）

〝遊び〟を知らない彼女は大学生活をどう楽しんだらいいのか、わからなかった。勉強をしていい成績を取らなければという義務感だけがしっかりと身体の芯に染みついていることを感じた。いつの間にか心を〝母〟に支配されていた彼女は自分の心で感じることができなくなっていたのだ。自分の心を見失ったという実感はなく、ただ不安があるだけだった。

新入生歓迎コンパで先輩からアルコールをすすめられたとき、彼女はきつい調子で断った。

「私は絶対に飲みません！」

父が酒を飲んで帰ってきた姿が印象に強く、アルコールは人をダメにするものとばかり思い込んでいた。あまり頑《かたく》なに断ったので、和んだ雰囲気が壊れて先輩に叱られた。よその人は自分をどう見ているのだろうと、気になって仕方がない。同じ高校から進学した友達とは親しくもしたけれど、心から本音は話したことがなかった。

ひとり暮らしを始めると、月に一回は出張のついでに父が彼女のアパートに寄って彼女の気もまぎれたが、父が病気になると家族と顔を合わせる機会が減った。不安は極度に増していった。家事をしたことがない祐子さんは初めての炊事でおかずをいつも作りすぎ、やや体重が増えた。そんな折り、大学の休みに帰省すると母親がふと彼女にいった。

「あんた、お尻だけ大きいね」

嫌だ、とは思わなかった。ただその言葉が重くゆっくりと心に沈んでいった。それが彼女に対する〝評価〟だと祐子さんは感じた。

大学三年になると急に忙しくなった。午前中が授業で、午後が実験、そのほかに試験勉強をしなければならない。ちなみに彼女は在学中のほとんどの科目で〝優〟を取った。オール５に相当する。

それだけではダメだ、母に注意された〝お尻〟から肉を落とさなければならない、と祐子さんは思った。ひとり暮らしの不安を消すためにバドミントン部に入った彼女は、三年の夏休みにクーラーの効かない体育館で練習を続け、体重を落とした。その夏、帰省すると真っ先に母にいった。

「ね、私、やせたでしょ?」

やせたわね、と母にほめてもらいたかった。予想外に母は興味のなさそうな声で、

「そんな体重なんて、どうでもいいじゃないの」

彼女はがっかりした。

(もっとはっきりわかるぐらいやせないと、わかってもらえないのかな。もっとやせよう)

拒食症に向かって走り出していた。母に認められれば、いま感じている漠然とした〝不安感〟のすべてが解消するような気がしていた。もうひとつ彼女が密かに劣等感に悩まされていたことがある。

「大学の友達はみな恋人がいたり、好きな人と同棲したりしていました。私は一度も恋愛経験がなくて、うらやましかった。男の人と付き合うことはいけないことだというイメージが離れなくて、なかなかできなかった。お尻が小さくなれば男の人と付き合えるようになるんじゃないか、と思うようになりました。いま思えば体形ではなくて、自分で男の人に対して壁を作っていたとわかるのですが……」

大学四年になると野菜、海藻、コンニャクを中心に食べて、ほかのものはあまり口に入れないことと自分で決めた。五十キロ前後あった体重が三十七キロに減った。帰省すると母親もそのやせ方に気づかないはずがない。

「ダイエットなんてバカバカしいことをしないでもっと食べなきゃダメよ！」

母はこれまでになく祐子さんの身体を心配し、きつい口調で怒った。祐子さんはいう。

「その時は自覚しなかったのですが、母に怒られてもいいからもっと私をかまってほしい、もっと心配してほしいと思っていたんです。だからもっとやせよう、と」

ところがあまりの偏食で食べ物の味がわからなくなった。帰省するたびに母に厳しく叱られた。

「あんたが食べないから病気にもなるんでしょ。食べなさい！」

心の傷をベースにした不安感に追い立てられるようにして、彼女は母親にいわれたとおりに頑張って難関大学に合格しました。

彼女が難関大学を目指した動機はそう意識していなかったにせよ不安感から逃げるための手段でしかなかったので、大学に合格した瞬間に彼女は生きる目的を見失ってしまいました。それまでは高校受験、大学受験を目標に頑張ることができました。もう目標がないのです。難関大学の薬学部に合格した以上、薬剤師になるための試験はそれほどの難しさはありません。

大学というゴールに入って、目標を失った彼女は自我がきちんと育っていないことを実感したのです。

男の人と付き合えないのも「異性は不潔」という母親の考えが自我の中に組み込まれていたため、理性で「不潔じゃない」と思うようにしようと考えてもうまくいかないのです。母の価値観と二重写しになった自分の心が「異性との交際はいけません」と許してくれないのです。彼女は社会人になってから通用する「自我」ができていないことを感じ、自分が空っぽになってしまったような恐ろしい空虚さに打ちひしがれていきました。

そこで表面的には「ダイエットをしたい」と思ったのですが、現実は拒食という無意識の自殺へと転がり落ちていったのです。食べて太らなければならないと理性で思っても、心がそれを許しません。異性と付き合いたくても心が許さないのと同じです。

母に否定されたら〝空っぽ〟な自分

就職は母の近いところに帰りたくて、地元の公務員試験を受けた。合格した。卒業と同時に薬剤師の国家試験を受けて合格するのが就職の条件だった。客観的にみれば彼女の学力からして合格するのは当然と思われたが、彼女は勉強しても勉強しても不安が消えなかった。毎日、母親に電話をした。

「どうしよう。間に合わない。実験と授業が忙しくて勉強する暇がない。試験に落ちたらどうしよう」

そして、たびたび怖い夢を見た。——試験勉強をしていたら疲れてつい横になりウトウトと……。ハッと気がついて時計を見ると、もう試験の時間が過ぎている。失敗した！　パニックになった祐子さんは母親に食ってかかった。「こんな大事な試験だったのに、どうして起こしてくれなかったの!?」もう取り返しがつかない！……。

そこで目が覚める。夢の中であまりに焦っていたので、一瞬、自分がどこにいるのかわからない。参考書が机の上に広げてあり、テレビも電気もついたまま……。時計を見てようやく夢を見ていたのだとわかってホッとする。

ただひたすら勉強に追われ、楽しい大学生活ではなかった。自分でダイエットを始めてからは、学友と一緒に食事をすることも避けていた。食べられないのではなく、自分で食べることを規制していたのだった。友人から食事に誘われたらどう断るか、人間関係を悪くすることをひどく恐れ、そのことばかりを気にしていた。

大学の卒業式で、彼女は振り袖の着物を着て出席した。誰よりもこの晴れ姿を母親に見てほしかった。ぜひ来てね、という娘に母はいった。

「そんなに細くやせてしまって、知らないわよ！　お母さんは卒業式に行かない」

卒業式には両親とも出席しなかった。祐子さんは言葉にできないほどのショックを受けていた。

（私は小さい時から何でもお母さんのいうとおりにやってきた。お母さんが敷いたレールの上をまっすぐ歩いてきた。それなのにどうして認めてくれないの？　私をほめてくれないの？　私はどんなにつらくてもお母さんに見放されたくない一心で頑張ってきて、いわれたとおりにやったのに見放されてしまうなんて……）

母の〝考え〟は自分そのものだった。母に否定された祐子さんは自分が〝空っぽ〟になってしまったような空虚さにうろたえた。その苦しさをどう説明していいかわからない。誰にいっていいのかもわからない。苦しかった。

希望かなった就職に、祐子さんも期待をした。役所に就職すると新人は一か月間、一緒に研修を受けることになった。祐子さんはそこに目を向けた。

（男性のほうがずっと多い。もう学生じゃないから、素敵な男性に巡り会えるかもしれない）

もう社会人なのだから禁欲的な気持ちは捨てていいのだと思った。しかし自分の体重が増えていないかと気になり、お弁当を誰にも見つからないように捨てることに気を遣い、精神状態は男性を物色するどころではない。研修期間が終わると恋人を作れなかったことに敗北感を感じた。すべての自信を失いそうだった。体重三十五キロ。初めての職場に夢ふくらます同僚たちの中で、彼女の拒食はいよいよ深刻になっていった。

試験の時間に遅れて失敗する夢を何度も見るほど、祐子さんは薬剤師の国家試験に大きなプレッシャーを感じていました。彼女にとっては薬剤師でなければ自分ではない、とさえ思っていたのです。彼女の「自我」に「薬剤師になる自分」が組み込まれていたからです。繰り返すようですが、大人になってからの思い込みは考え直すことが簡単にできても、祐子さんのように成長過程での思い込みは「自我」形成に深く入り込んでしまうので方向転換がなかなかできません。精神状態としても、とても危険になるのです。

祐子さんの母親は、あまりに細くなりすぎた娘を嫌って卒業式に出ませんでした。母親からすると「食べれば元の体形に戻れるのに、どうして食べないのかしら」としか思えなかったのでしょう。自分の意志で食べたり、食べなかったりを決められるはずだと思い込んでいて、食べない娘を嫌ってしまったのです。

この母親は特別に愛情の薄い人のように感じられるかもしれませんが、決してそうではなくて摂食障害の子を持つ圧倒的多数の母親は自分でも自覚しないままに祐子さんの母親と同じように考え、同じように行動してしまいます。

悩んでいる娘の気持ちが理解できないままに、いつまでも「もっと食べなさい」と叱りつけてみたり、ワガママだと否定しているのです。

祐子さんは難関を突破して、希望どおりの就職を果たしました。公務員ですから安定した職場です。母親の期待にも合っていました。しかし、就職できた喜びよりも、拒食症の不安でいっぱいになっていました。直感的に好きな男性と交際を始めれば、その不安から抜けられると思い、男性との出会いに期待しました。それもかなわず、暗い気持ちで社会人生活に踏み出したのです。大学進学、資格取得、就職、そのすべてが子供のころに思い描いたとおりに運んでいたのに、自分の内側で「自我」が破綻していることから広がる不安感でいっぱいだったのです。

新卒者ばかりを集めた一か月の研修を終えて、祐子さんは公立病院の薬剤師として配属された。それは彼女の希望であると同時に、気持ちのうえでずっと二人三脚で歩いてきた母親の願いをそのまま叶えた職場でもあった。これ以上ない喜びで新しい生活を始められるはずが、配属されてすぐに祐子さんは何かおかしいと感じた。

「理想としていた仕事のありようとは違っていたのです。頑張ったら頑張っただけ評価されると思っていたのにそうじゃありませんでした。まして公務員ですから誰も評価は一緒です。朝早くから行ってどんなに頑張ろうとも、お給料はみんな一緒。理想と現実社会とのギャップを感じてしまって……」

それまでの祐子さんは勉強をすればしただけ〝成績〟や〝試験〟で評価してもらうことができた。小学校から大学までずっと変わることなく〝優秀〟で通した成績は彼女の精神的な支えだった。しかし日々の仕事の中では彼女の優秀さを示す指標は必要がない……。

祐子さんは〝母から見放されたくない〟という幼児期に始まった不安から母の気持ちにそって勉強や習い事に努力するようになり、思春期を経てついには自分の生き方のすべてを母の手に委《ゆだ》ねてしまったのだ。彼女は〝強くていつも正しい母親を喜ばせる〟ためにいつも〝評価〟を必要としてきた。裏返せば母に「評価されていないのではないか」「自分は愛されていないのではないか」という不安にさいなまれ、その不安を埋めるべく〝成績〟にこだわり、勉強し続けたのだった。彼女はいう。

「母からほめられたことはほとんどないです。成績はよくて当たり前。失敗すると〝ダメ〟と強く否定されました。私は母から否定される言葉ばかり聞いていたように思います」

母親は祐子さんに強い愛情をもっていた。だからこそ祐子さんへの期待も大きい。祐子さんも母の期待に応えようとしていたが、心の中では厳しく叱咤激励《しったげきれい》されるよりも温かく評価される言葉を待ち望んでいた。

青春のほとんどすべてを勉強にかけて母と二人三脚でゴールした到着点は彼女に〝幸せ〟を感じさせるはずだったのに、むしろ〝空しさ〟もたらした。自分には愛されるだけの価値がある、ということを母親に示す成績が職場では手に入らない……。


彼女は「成績」を価値観の中心に据えてきたのです。それは母親の愛情を受けるために必要な根拠でもありました。そうは思いながら、彼女はどんないい成績を取っても母親にほめられたことがありません。母親から愛されたいと思いながら実感できないでいたのです。「心の傷」を起点にして、癒しが欲しい一心で人一倍、親にほめてもらいたい子になっていたのに親の愛を実感できないまま育ってしまったので、自我を丸く育てることがとても難しかったのです。

「自我」を育て損なった祐子さんは、自分らしい価値観を持ち損なっていました。彼女の価値観は母親の価値観と二重写しになってしまい、何をするにしても自分で判断することができなくなっていたのです。だから仕事にやりがいを見つけられるかどうかも、自分のやりがいがどうかということではなく、この仕事には母親に明確に示すことができる「成績」がないから困る、と思ったのです。

ただ、摂食障害の渦中にある人は冷静に自分の自我がどうなっているかと考える余裕などありません。ただ、ただ、底なしのような不安感に四六時中、襲われているだけなのです。誰にもわかってもらえない葛藤で心の中はいっぱいになっているのです。


「お母さん、助けて……」


祐子さんの場合、〝拒食〟は母親に「もっと私をわかってください」と訴える心の叫びだった。母親の〝呪縛《じゅばく》〟にとらわれて自分の価値観を見失い、自分の価値観を再構築しようにも手がかりさえ失ってしまった。せめて温かな愛のある言葉を言葉にして投げかけ、私を支えてほしい――。

〝拒食〟という強硬手段で祐子さんは母親に愛を求め、一方の母親はそんなこととはつゆ知らず、単純に「食」の病気として治療すべきものと考える。そのせめぎあいが祐子さんには長く、つらい、拒食症の闘いとなった。

社会人となった祐子さんは、異常に体重が気になり朝に、晩に、体重計に乗った。そんな祐子さんを心配のあまり、母親は叱った。

「バカみたい。あんたが悪いのよ。食べないからやせるのよ」

ある晩、風呂に入る前に体重計に乗った祐子さんは叫んだ。

「太った！　太った！　太った！　太った！　太った！……」

何度も同じ言葉を大きな声で泣き叫び、半狂乱となって暴れた。

母親は尋常ではないパニック状態の娘をなだめようとオロオロしながら優しい言葉をかけた。

「……あんまり体重が気になるようなら、食べなくてもいいんだよ」

太りたくないという祐子さんがパニックを起こしている一方で、同時にもう一人の正常な祐子さんが考えていた。

（あぁ私がパニックになればお母さんは心配してくれるのね。こうすれば食べなくても叱られない）

十日前後も夜のパニックが続いた。それもパニックに慣れるにつれて母親は驚かなくなった。

祐子さんの体重は三十五キロを切り、亜鉛不足で味覚がなくなった。生理は学生のころから止まっていたため、ホルモン剤を飲み続けて生理が来るように保っていた。甲状腺にも異常が出ていた。病院通いをしながらも仕事は休まなかった。突然、何の前触れもなしに祐子さんの母親が職場に現れた。

「病院に予約してあるの。一緒に行きましょう」

「仕事があるし、それに私、病気じゃないから」

彼女がそういうと「早引けさせてもらって、お願いだから一緒に病院へ行って」と母が泣いた。

娘の奇行を知人に相談した母親は〝拒食症が進むと脳が萎縮する〟と聞いて慌てて精神科を予約したのだった。

「こんな所まで迎えに来るなんて、一生、恨んでやる！」

精神科に向かう途中で祐子さんは母親に悪態をついた。でも、心の中ではうれしかった。

（お母さん、助けて……）

祐子さんは正気を半分なくしたところで、やっと母親から自分に向けられた優しい言葉を聞いたのです。なんて悲しい現実でしょうか。それなのに母親はまだ娘のことを理解していなかったのです。

祐子さんの母親は、知人から「拒食症が進むと脳が萎縮するらしい」と聞いて初めて慌てたのです。

ようやく娘の拒食に真剣になった母親に対して、祐子さんは自分が病気だとは思っていませんでした。そして病気といわれることを恐れていました。自我がきちんと育っていない人は誰でも、他人の評価を異常なほど気にします。精神的な病気だといわれたらそれは明らかに自分の評価が下がってしまうので、恐ろしいのです。自我が育っている場合には自信があるので他人がどういおうとも「私はこうです」と胸を張ることもできますが、自我が崩れてしまった彼女は自分の中に価値基準がないのでマイナスの評価が下されそうなことはすべて避けたいと思うのです。

そんな苦しさの中で、自分を心配してくれる母親の姿を見たときに、これまで得られなかった愛情が少しだけ感じられてうれしかったのです。

母を否定しながら、助けを求め——

祐子さんにとってはこのうえなく不名誉な精神科で診察を受けると、女医が彼女にいった。

「あなたはりっぱな〝拒食症〟ですよ」

せっかく受診したのに、祐子さんは自分が理解されているようには感じなかった。それからはカウンセリングを受けるようなったが何も変わらなかった。体重はどんどん落ちて三十一キロになった。

季節は夏に移っていた。祐子さんは休みの日など、強い日差しの中をマラソンで走ったり、泳ぎに行ったりした。とことんまで自分の身体をいじめ抜きたかった。仕事こそ続けたが、パニックはますますひどくなっていた。

「そんな身体で走ったりしたら、倒れてしまうよ」

母親がオロオロしながら祐子さんに声をかける。母がげっそりと消耗していくのと、自分の細くなっていく身体とを天秤にかけるようにして祐子さんは見ていた。もっともっと母親に心配をかけて、たくさん〝愛情〟をかけてもらうことを願いながら……。

内科の先生が彼女を叱った。

「肝機能も落ちてきたよ。あなたの身体は悲鳴をあげている。これ以上やせたら、強制的にでも入院させるから」

祐子さんは入院しなくてすむように朝と夜に食べる量を少しだけ増やすことにした。ずっと昼食を食べることはなかった。少し体重が戻ると、職場や医師からいわれた。

「最近、太ったね」

それは彼女にとって〝ダメ人間になったね〟といわれたのと同じ意味に聞こえた。これだけ身体を張って自分の苦しさを表現しているのに、誰にもわかってもらえない。体重を戻しても心の苦しみは軽くならないのか……。

（もうこれ以上、耐えられない）

何とかしたいと、東京にあるカウンセリング機関を見つけて母親と二人で毎月、通い始めた。帰りには必ずデパート地下の食品売り場に寄った。普段、食べない分だけ、食べたくてたまらない。毎回、舐《な》めまわすようにケーキを見た。食品売り場を楽しみにカウンセリング通いを続けていた。

祐子さんは母親と一緒に毎月一回、カウンセリングに通うようになりました。家族療法といって家族と一緒に話し合いをしながらカウンセリングをするというもので、祐子さんの場合は最初だけ父親が行って、あとは母親と二人で受けることにしていました。

残念ながらそのカウンセラーは摂食障害のメカニズムをよく理解していなかったようで、意識的に母娘の話し合いを誘導したわけではないようです。ただ、母と娘が向き合って話す場を設ける機会を作っただけに終始したといいます。せっかくの家族療法も、摂食障害の原因と治療する方向がわかっていなければ無意味になってしまうのです。

祐子さんがデパート地下に行くようになったのは、「食欲」が出てきたからです。拒食に入るときは食欲を感じません。食欲が出てくるのは、心が「私は治りたい」といい始めたサインと思っていいでしょう。普通に考えれば、食欲が出た時に食べれば治るのではないかと思うでしょう。でも拒食症になると、食欲を感じても食べることができなくなってしまいます。食欲は感じても、心が食べることを許さないのです。

ただ、母親が毎月一回、自分のカウンセリングに付き合ってくれるということだけは、砂漠に霧雨が降る程度のごくわずかな癒しにはなったかもしれません。

そのころ、地元の新潟で評判の心療内科の医師のもとを訪れた。

「……とにかく母親が私の気持ちをわかってくれないんです」

祐子さんが気づいたときには、二時間近くも母親がわかってくれないということばかり訴え続けていた。その時、思った。

(この先生ならわかってくれるかもしれない)

祐子さんと母親の立場は微妙に変化していった。母親はカウンセリングを受けたことで、ただ心配して叱るのではなく、以前より祐子さんの気持ちを理解しようという姿勢が出てきていた。

祐子さんのカウンセリングに同行するなど、祐子さんの治療に尽くそうと努力していた。祐子さんはパニックをきっかけに、いままで母親に対しては不満ひとつ口にできなかったものが、初めて自分の本心を母親に強く訴えることができるようになっていた。

祐子さんは母の〝呪縛〟にとらわれて自分を見失ったつらさを理解してほしくて、毎日のように母に気持ちをぶつけた。愛情から出たものとはいえ、結果的に母が彼女の気持ちを縛ってしまったことを理解してほしかった。祐子さんは感情が高ぶるとガラスのコップを割るなど暴力的になることもたびたびあった。しかし、それだけ気持ちをぶつけ合うようになっても、母と娘の気持ちは決して噛み合うことはなく、不毛な行き違いが続いた。祐子さんがわめきだすと母は窓を閉める。

「恥ずかしいから、やめなさい」

祐子さんはいう。

「私のつらさより、お母さんは世間体のほうが大事なの!?」

母はいう。

「頼むから黙ってよ!」

祐子さんは黙らない。

「小さいころ、私はお母さんにいわれて誰とも遊べなかった。楽しいことなんか、何も知らないでここまで来てしまった! お母さんは成績が一番じゃないといけないといったのに、それを私は守ったのにいいことなんか何もない。私の人生、こんなはずじゃなかった!」

母からすれば、娘を幸せにしたいという気持ちしかなかった。娘に愛情があるからこそ、勉強に向かわせるようにした。そして娘は母のいうことを守って、特に嫌がるでもなく勉強していたではないか。そして娘は人がうらやむような職場を得ている。いまさらそれがつらいことだった、と訴えられても何がどうつらいのかわからない。自分の気持ちを処理することぐらい頭の中でいくらでもできるはず。そう考えると娘のいう〝つらさ〟が母親にはただの〝言いがかり〟としか思えない……。

気がついたときには祐子さんは心療内科の医師に二時間近くも母親への不満をぶつけていたそうです。祐子さんがそれをできたのは、この人は理解してくれている、と感じたからなのです。摂食障害の人は本当は「理解されたくて、理解されたくてたまらない」気持ちでいっぱいなのです。理解してくれそうもない医師にはその気持ちを吐き出せないのです。それまでも病院やカウンセリングに通っていた祐子さんですが、事実上、この医師が治療に手を貸してくれた初めての医師といっていいでしょう。裏を返せば、それまでの治療が治療になっていなかったのです。

摂食障害の治療はどんな場合でも「心の傷の癒し」と「親からの愛情の受け直し」と「自我の再構築」、「親の謝罪」の四本柱を基本に行うと治癒に向かいます。治癒の過程で母親を否定した り反抗をするのは、これまでの母親の愛情を否定する行為で、治癒するためにはそこを避けて通れません。これまでの母親を否定することで母親の価値観を一度きれいに心の中から排除して、新しい愛情を受け直しながらその価値観を基準に自我の再構築をしなければならないのです。

この時、治療を早く進めるには、親は娘と議論をするのを避けて娘の親を否定する言葉を甘んじて受けたほうがいいのです。もしも摂食障害の人が怒りをぶつけてきたなら、理が通っていてもいなくても、娘に伏して詫びるつもりで、怒りを正面から受け止めるといいでしょう。娘が何をいいたいのか、よく考えてみましょう。娘が何に対して悲しんでいるのか、何に対して怒っているのか、たとえわからなくても理解しようと努力しましょう。

このとき「お前が一番大事で、お前のことが一番好きだよ」と声に出していいましょう。子供は親の愛情を疑っています。その実、愛情が欲しくてたまらないのです。照れがあるかもしれませんが、子供に向かって呪文《じゅもん》のように繰り返すことができたなら、子供の癒しには何よりも効果があるはずです。当然、子供と親の考えは対立するのですが、親は子供と意見を戦わせることをやめて、自分の考えをすべて子供に合わせてしまおうと本気で考えることが大事なのです。子供の生命を救うためなら、自分の人生観を変えることぐらい厭《いと》わないと思うようであればいいのです。

しかし、祐子さんの母親はそんなふうにしてくれませんでした。

娘の心に近づくほど、母の〝自我〟が揺らぐ

祐子さんは主治医のすすめで、入院をした。一か月、入院をすることで母親と離れてみたらどうか、というものだった。殺伐としてきた親子関係にひとまずピリオドを打つことにもなるし、

環境を変えて栄養も確実にコントロールできることで立ち直る〝きっかけ〟がつかめるかもしれない。職場の理解を得て入院することができたが、それでも拒食症は改善せず、目に見える進展はなかった。

あるとき母親が、ゴミ箱から祐子さんの捨てていた卵の黄身を見つけた。なおもよく見ると毎日食べていたはずの黄身が全部捨てられていた。母親は娘に嘆いた。

「……お母さんの前で食べるふりなんかしなくてもいいのに。騙《だま》すみたいにして……。やっぱりお母さんが家にいてはいけないのね。あんたにとってもよくないし、お母さんもうイヤ。出ていったほうがいいんなら出ていく！」

母親が出ていくということは、祐子さんは見放されるということ。祐子さんの心からの願いは、母親に認めてもらいながら自分なりの生き方を探ること。母がいなくなったら二度とそのチャンスはなくなってしまう。母親を否定しながら、母親の助けを必要としていた。そこを母はわからない。

母は娘に否定的な言葉をいわれるのを極端に嫌い、しばしば泣いた。母と娘の関係は悪くなるばかり。祐子さんが明るく振る舞っても、母親は素っ気ない態度しかとらないようになった。祐子さんがかぼちゃを煮てほしいと頼むと、

「なんで四十グラムか五十グラムばかりの一切れだけを炊ける？　せめてもう一切れでも食べれるようにならないと、炊くといっても面倒なだけ。当分はおいもやかぼちゃは炊く気はないわ」

また祐子さんが神経質に決めた量しか食べないのを見て責める。

「ひと口くらい食べても、どうということないじゃないの。それくらいじゃ太るわけないし」

葛藤を抱えて平常心ではなくなっている祐子さんにとってはその〝ひと口〟が許せないのだ。

母娘でレストランに入り、祐子さんが野菜サンドをバター抜きで注文したことがあった。バターはついていなかったがマヨネーズが少しついてきた。カロリー制限をしている祐子さんはマヨネーズを食べない。「あっ」と困った祐子さんに、母が嘲笑《ちょうしょう》ぎみにいった。

「洗って食べれば？」

祐子さんは店員の見ている目の前で、野菜を水で洗い、キッチンペーパーでマヨネーズをふき取りながら食べた。どうしてそんなことをしたかわからない。祐子さんは衝動的にしたのだ。

「見られてるけど……」

母が遠慮がちにいうのが聞こえたが、祐子さんはやめようとはしなかった。洗わずに食べて、マヨネーズのカロリー分だけ少し残せば摂取カロリーは同じだ。母娘の関係はお互いにこじれていた。


こうしてみると祐子さんの母親の対応がとても悪かったことがよくわかると思います。何度もいうようですが、ほとんどの母親が理解できないままに祐子さんの母親とまったく同じ対応をしているのです。祐子さんの母親が特別に娘に意地悪をしているのではありません。

祐子さんの自我はもう崩壊していますが、その崩壊した自我（価値観）は母親と二重写しになっているので、誰よりも母親にその自我が崩れていることを理解してもらって、できれば母親と一緒に自我の作り直しをしたいと願っているのです。それができないまでも、食べたくても食べられない痛みだけでもわかってもらいたいのです。

ちっとも理解してもらえないストレスで、摂食障害の人はしばしば奇行が目立ちます。サンドイッチを洗いながら食べるのも奇行ですが、祐子さんはそんなことをしても恥ずかしいと思わなかったといいます。それだけ神経が痛んでいたのです。

休日に祐子さんが愚痴をいう。

「どうしても私は今の仕事に満足できない」

「お母さんには理解できない。そしたら他の人はなんでみんな、続けていけるの？　どこへ行っても仕事は一緒じゃない。今よりいい職場なんてあるはずないわよ。まぁ、辞めるんだったら好きなようにしたらいいけど……」

関係のいい親子ならこういう会話もあっていい。けれど、祐子さんは母親と違う自分の気持ちをわかってもらい、母親に後押ししてもらいたいと願い、それが果たされずに拒食症となっている。それなのに〝好きなようにしたら〟と突き放されるような言葉はつらい。

母親は祐子さんだけにつらく当たっているのではない。パチンコで鬱憤《うっぷん》を晴らしている夫には、「何か趣味でも見つけたら？　定年後に趣味がなかったら困るだろうし、そこまで毎日、パチンコに行ったたってしょうがないのに」

本当は心配していっているのだが、ストレートに言葉を出してしまうために夫を怒らせてしまう。

「別に誰にも迷惑をかけてないんだからいいじゃないか。わしのこんな気持ち、誰がわかるか。すぐそんなふうにいうから嫌なんだ」

一家の主導権は父親ではなく母親のほうにあった。家族が順調にいっているときには、どんな物言いも頼りがいのある〝お袋さん〟的な役回りに聞こえるが、家族の気持ちが下がっているときには、神経を逆なでしているふうにしか聞こえない……。そして母自身も弱気になる。

「お母さんがこんなに弱いからいけないんだ。もうどうしていいかわからない。どうしたらいい？　以前はお父さんにも相談したけど、最近はカリカリ怒るだけだし、誰にも言う人がいない。もうお母さんが精神科にでも行きたい」

母親の〝呪縛〟から逃げたい祐子さんだが、縛られてしまっている以上、何度でも母親の許しを求めるしかない。「どうしても仕事を辞めたい。やる気が出ない」と何度も繰り返した。時には母親はこんなふうにいった。

「いくらお母さんにそんなことをいわれても、お母さんは何もしてあげられないのが情けない。お母さんがこんなに気が弱いからいけないんだ。あんたの足も引っ張っているだろうし、お母さんがもっとちゃんとしなければいけないのはわかっているんだけど……」

母親にしても、うまく育てたはずの娘からなぜこんなにいわれるのかわからない。しまいには自分を責めるしかなくなる。母親は見るからに老けて、物忘れが激しくなった。

「何しに来たのだったかしら」

惚《ぼ》けるには若すぎる母を祐子さんは不憫《ふびん》に思う。自分の心の苦しさを別にすればいつまでも元気で明るい母でいてもらいたいのだ。祐子さんは心療内科の主治医にあてた手紙にこう書いた。
《いまほど自分が無力感を感じた事はありません。母があまりにも精神状態がおかしい事に対して、私がどうしても私の理想としている母で居てもらいたいと思って、いろいろ努力してもダメなのです。全ては私の病気のせいです》
祐子さんの〝拒食症〟は一向によくなる気配がなかった。体重は三十キロ台で、仕事は続けていたが体調はめまぐるしく変化していた。お腹がすかない。夜、全く眠れない。一時間おきに目が覚めてトイレに行く。やせ細ってしまうという目に見えない不安で押しつぶされそうになる……。

祐子さんにとって心療内科の医師だけが自分を理解してくれる人でした。結果的に祐子さんはその医師にあてて、膨大な量の手紙を書いています。

手紙を書く、というのは治癒に向かう有力な手段のひとつです。書くことで自我の再構築をしやすくなるのです。ただ考えているよりも、書いたほうが自分の考えが明確になって、何をどう考えているか確認することができます。自我の再構築をするために文章を書くことはどなたにでもすすめられます。

そして文章を書いて読んでもらうことは、もうひとつの効用があります。自分の気持ちが誰かに確実につながっていくと実感できるのです。自分の気持ちを話しただけでは話はその場限りで終わってしまいますが、手紙は後々残るのでほかの人に読んでもらうことができます。そんなふうに自分を理解してくれる人だったら誰でもかまわないから自分の気持ちを伝えたいと願うのも、心に葛藤を抱えた人に共通する心の動きなのです。

祐子さんの母親は、祐子さんがパニック的な行動をするのでどんどん弱ってしまいます。これは治療のうえではいいことではありません。後ろの治療の章で、母親とは別居するほうがいいと挙げています。ほとんどの場合、母親自身は「私は理解がある」と自信を持っていますが、まず祐子さんの母親と同じ対応しかできません。無条件で娘に尽くせる母親は、例外的にしかいませんから「ウチだけは違う」などと考えずに、摂食障害になったら必ず母親とは別居することと決めたほうが治癒する確率が高くなります。

実際のところは、母親も祐子さんも離れたくないと思っています。精神的に親離れ、子離れができておらず、依存関係にあるのです。離れたくないと思っても、離れたほうがあきらめがつく分、癒しも早く得られます。そのかわり、離れる時には必ず「親代わり」が必要となります。

この段階で祐子さんは拒食症が始まってから何年もたっていますが、まだ本格的な治癒には向かっていません。

菓子パンを十個食べても満たされない

暗く重い空気になりがちな家庭を明るくしたいとは、家族の誰もが思っていた。祐子さんは家族で外食をしたとき両親の前でキノコのスパゲティとチョコレートパフェを半分以上、食べてみせた。何年かぶりに食べる味だった。母が感動して涙ぐんだ。祐子さんも同じ気持ちだった。続けざまに外食で油もののコロッケを食べた。

（……本当においしい）

この前、コロッケを食べたのは何年前のことだろうか。おいしさが心に染みた。幸せを感じながら、コントロールできなくなる時もある食欲に不安も覚えるのだった。

（母に心配をかけまいとして、少しでも母に喜んでもらいたいために食べたのではないだろうか？ そしてやっぱりこれで太ってしまったら許せずに、今度は歯止めなく痩せていくのでは……）

祐子さんの心は母親と二重写しになっている。母親を責めるときは、自分自身を責めているのとまったく同じこと。母親が自分の苦しさに気づいて変わってくれたなら、自分も楽になるはずだった。その苦しさがわかってもらえない限り「食」にこだわった心のストライキは止まりそうもなかった。体重は四十キロを超えてはいけないことになっていた。

拒食が始まって数年を経た冬のこと、転機が訪れた。定期的に通っていた東京でのカウンセリングの帰り、いつものようにデパート地下の食品売り場へ寄った。目で見るだけの習慣だったが、この日だけはシフォン・チーズケーキから目を離せなかった。お腹がすいている感覚が出てきていた。

母と一緒に買って帰った。

「お母さん、一切れなら大丈夫かな。切ってくれる？」

食べる不安がつきまとっていて、母に確認しながら食べた。

（おいしい！……もっと食べたいような……）

拒食になってから初めての食欲だった。それが抑えきれないほど膨らんでいく予感に怯えた。

翌日、主治医に電話を入れた。

「過食になりそうで怖い！」

それまでの食欲はいくらでも理性で抑えられる自信があったのに、今度ばかりは魔物のような食欲の影があった。すると主治医が思わぬことをいった。

「過食は悪いことじゃなくて、最終段階に来ていることだ。拒食から過食になって、それから立ち直る人が多い。だから過食になっても大丈夫。ただ過食した後、絶対に嘔吐だけはしないと約束して。癖になると治りにくいから」

それから二、三日後、津波のような食欲が来た。菓子パンを十個、立て続けに食べても満腹感がない。自分の食べている量がわからない。気づくと二時間も食べ続けていた。その日から、連続して過食の衝動がやってきた。食べたくて、食べたくて、猛烈な食欲に全身が震えた。

食べた後は、必ず不安になり自己嫌悪に襲われた。吐いてはいけないといわれたことを思い出し、下剤を飲んだ。底知れない不安を消してもらうため、それからは毎日のように主治医に電話をして不安を消してもらわなければならなかった。

強い食欲が一日中あった。仕事は休まずにいっていたので勤務時間中は気がまぎれた。帰宅後、食べ始めると際限がなくなる。過食をするのは朝食と決めた。六時から食べ始めれば、出勤するために一時間でやめることになる。お腹と顔から肉がつき始めた。

食べると太る不安でパニックになる。やがて母親との会話は「太った」「食べ過ぎた」しかなくなってしまった。祐子さんが食べる姿を見たくない母親は、祐子さんが台所に座ると黙って庭に出ていくようになった。母親自身も苦しみに耐えられず、あまり祐子さんに取り合わなくなった。

「わからない」「知らない」

母の言葉には投げやりな調子が漂うようになった。そんな声を聞くと祐子さんの食欲が疼《うず》いた。摂食障害の出口はあるのだろうか。どこまでいったら終わりが見えるのだろうか。祐子さんは焦るばかりだった。主治医に書いた。

《私は一体、何なのですか？　私は何のためにこんな家に帰って来るのですか？　話すのも嫌です。どうして自分を出しちゃいけないのですか？　仕事先でも、家に帰っても、私自身の居場所なんてどこにも見つけられません……》

祐子さんは何度、人生に絶望しかけたことだろう。やがて回復する道を見つけるとも知らず――。

それまでの「拒食」が一気に「過食」へと変わったのは、一切れのシフォン・チーズケーキを食べたことがきっかけでした。その前に心の変化があったと見るべきです。祐子さんの拒食が過食に変わった理由は、心療内科の医師に書き続けていた手紙の効果が現れたからではないでしょうか。

祐子さんにとってとうとう母親は傷を癒してくれる存在にはなり得ませんでした。医師に膨大な手紙を書き、そこに心の痛みを吐き出したことで、癒しが得られていったのです。

祐子さんの過食は、母親の目の前でこれみよがしに食べて見せるという過食でした。母親にとっては嫌がらせに思えたかもしれませんが、それも祐子さんにとっては「私の痛みをわかって」と訴える手段なのです。本来なら見ているのがつらくても、母親はその場を離れてはいけないと思います。自分のための涙ではなく、娘の痛みのための涙を流しながらそれを受け止めるべきなのです。

祐子さんにとって、理解してくれない家族が待っている家は、つらい場所でしかありませんでした。でも自分からそこを出る勇気がなかったのです。また出たほうがいいと誰もいってくれなかったのです。理解してくれない家族は、それだけで日々、彼女を痛めつけているようなものなのですが……。

母の呪縛との訣別!

祐子さんの拒食症は大学三年ごろから始まり、就職してからますます転がるように痩せていったが、医師にあてた手紙からも「自我」が崩れている様子が窺える。

《いったい私は大学生活で何をしたのだろう? 自分では恋愛とか遊ぶとか楽しい充実した大学生活を想像していたのに、私がやった事といえば、いくらやっても安心することができなかった

〝勉強〟だけだった。でも、就職すれば勉強の必要はないし、きっといろんな楽しいことがあるに違いない、そして病院薬剤師になれたら一生懸命頑張ろうと思っていた。結局は配置場所が決まるまでの一か月の研修期間のうちにも、本当にこれでよかったのだろうか？　という不安ばかりが大きくなってしまい、いざ仕事に就いたら自分の理想とあまりにもかけ離れた現実に絶望するばかりだった。……今の私はやっぱり体重でしか自分を見いだせないのがつらい》

祐子さんは母親の期待に応えたいと幼いころから思い続けるうち、彼女は母親の価値観で身動きできないほど縛られてしまっていた。彼女が恋愛をできなかったのも母の言葉が重く心にのしかかっていたからだった。後に彼女はこうも書いた。

《私が仮に付き合うような人がいたとしても、親の前では男の人と付き合うこと自体やっぱりいけない事のような気がします。昔、母から〝そんな馬鹿みたいな事にうつつを抜かしているくらいなら、勉強しなさい。そんなことをしてはいけません〟といわれた言葉を思い出してしまいます。妹なんか、平気で男の子を家に連れてきたりするし、大学に行ってから結構いろんな男の子と友達になっているみたいですが、私にとってはうらやましくても信じられないのです》

母親は過ちを犯さないように男性との交際を強く戒めた。でも適齢期になれば娘にも自然に好きな人もできるだろうと考える。しかし、祐子さんはそうではなかった。幼児期の体験と彼女の感受性が、まるで呪縛のように強い力で母親のいいつけを守るように縛りつけていったのだ……。

心の自由を奪われている祐子さんは、成長しても自分で自分の心を探せない。彼女はいいたかった。

（お母さん、わたしのつらさをわかって、そして私の本当の気持ちを、私と一緒に探してほしい）

母親は自分の思いどおりにならなければ娘は〝幸せ〟になれないという思い込みのほうにばかり愛情を働かせて、ありのままの娘を認めようとはしなかった。母は思い込みが強すぎるあまり、娘の姿を見失っていたのだ。それは祐子さんをずっと苛立たせていた。

「私はたとえ母が何もいわなくても〝いま私にこういいたいのだろう〟とか〝こう考えているに違いない〟とわかります。逆に母は私が考えていることをいくらいっても〝わかってくれない〟のです」

母と二重写しのような心を持つ祐子さんは、母の気持ちが手に取るようにわかる。なのに母は祐子さんが摂食障害となって思いどおりにならないので、ただただ悲観する言葉を口にするだけ……。

「お母さんの人生は、終わったようなものよ」「もういつ死んでもいい」「不幸なら不幸で別にそれは仕方がないから、構わない」「誰とも話す気がしない」……。

母親からすれば自分の理想から遠く離れそうになる娘はもう幸せになれないと本気で心配する。でも否定的な言葉を母から聞けば、まだ母の〝呪縛〟が解けていない娘はなお悲観せずにはいられない。その苦しさに彼女の〝心〟は耐えきれず〝身体〟で表現することしかできなかったのだ。

祐子さんが二度目の入院中のこと、偶然、テレビで『ダイアナ妃の真実』というドラマを見た。ダイアナ妃がせつない気持ちを持て余して過食嘔吐をする場面が出てきた。〝あなたは、私のことを全然わかってくれない。私のことを認めてくれない〟と叫ぶ場面には胸が痛んだ。

そしてダイアナ妃の不幸な最期……。その晩、祐子さんはなかなか寝つけなかった。

（ああ、私と同じだ）

やがて祐子さんは拒食から過食に転じて特に甘いパンに執着するようになった。パンを買うときでも理性でセーブがきかずに、衝動的に十個ほどまとめ買いをしないではいられない。食べ出したら止まらない。そのつらさをわかってほしくて、母へのあてつけのように目の前に山と積んだパンを食らい尽くす。

「私、こんなことしかできない」

すると母は決まっていう。

「自分で何とかしようと思わなければもう治らない」「一生、こんなことを続けていくつもり？」「お母さんにそんなことをいったって、何の解決にもならないでしょ」

「悔やんでばかりでも仕方ないでしょ。自分で解決していかないと……」「一体、お母さんはどうすればいいの？」「する気がしないとばかりいってたって何にもならないでしょ。何か無理にでもしないと……」

母親の呪縛は母親にしか解けないから、娘は母親にこだわるのだ。それが母には自分の病気をいつまでも母親のせいにして「甘えて」いる「わがままな娘」にしか思えない。

祐子さん自身、どうにもならない心の叫びは、理性でコントロールできるものではなかった。母親と喧嘩をするといつもよりも過食の衝動が激しくなった。体重へのこだわりも消えず、食べるだけ食べるとあとは噛んでは吐き出し、噛んでは吐き出しという行為をいつまでも続けるのだった。彼女は母と喧嘩して午後の仕事中にまでロッカーで過食した日、悲観してこう書いた。
《決してこのままでいいとは思っていないのですが、どうすればいいのか本当に自分でも分からないのです。……正直なところ、本当に疲れ果てました。この病気になって治る事のできる人が、私には不思議でたまりません。治るということが、一体どんな状態なのか今の私には、全く分かりません。いったん足を踏み入れるともう抜け出せない泥沼みたいです。必ず治ると信じていた頃もありましたが、今は本当にダメだろうと思います。……本当に惨めな状態なのです》
果たして自分は〝普通〟の人に戻ることができるのだろうかという焦りと絶望感は、解決の糸口が見えないまま深まっていった。
摂食障害になって七年目に入った。体重増加を悲観しながらの過食の症状は激しくなった。体重は二か月で十キロ太ったが、まだ四十五キロ。身長百五十三センチの祐子さんは普通の人よりやせてみえるが彼女にとって四十五キロという体重は重すぎると大問題だった。
《この日曜日はさすがにパニック状態になってしまい、取り返しのつかない事をしてしまった自己嫌悪と情けなさに本当に大荒れでした。そのせいで母までもが体調を崩してしまい、母はもう三日間も全く食べ物を受けつけない有様です……》
体重は標準のレベルまで戻ったはずなのに、生理は来なかった。それまではホルモン剤で強制的に生理を促していたが、ホルモン剤をやめればやはり止まった。長い間、三十キロ台の体重でいたために自分の身体は健康な状態に回復する機能を失ったのではないかと彼女は訝《いぶか》しんだ。

摂食障害になって七年たっても祐子さんの絶望は深まるばかりで、少しも改善しているようには見えなかったのです。そういう失意のどん底から、彼女は回復に向かい始めます。
彼女が立ち直った理由のひとつは、偶然ながら周囲の人が誰でも認める「実績」作りを通して新たな「自我」の再構築を始めることになったのです。

ところが、体重が増えたことで目に見えない変化が起きていた。痩せ細っていたときよりも全身に力が漲《みなぎ》っているのを感じ、精神的にも明らかに余裕が出てきたのだった。公立病院の薬剤師として働き始めてから数年がたっていた。彼女は医師数人と組んで〝学会〟発表をやることになった。テーマはある病気の薬剤投与に関してのものだった。多数の患者に聞き取り調査をしたり、データをまとめて発表するのが彼女の役割となった。聞き取り調査は、彼女を患者の気持ちを理解しなければならない立場に立たせることになった。
《患者さんにしてみれば、本当に先生1人だけを信頼しきって治療に来ているのだとつくづく感じます。私自身、いつまでも立ち直れずにいるくせに、患者さんの話を聞く立場にいるので何かへんな感じですが、やっぱり皆、いろいろ聞いてもらいたいのだと思って、妙な所で安心したり……》
彼女が折りに触れて主治医あてに書く自分の気持ちが、微妙に変化していく。祐子さんは多くの患者に自分をなぞらえて、自然に客観的に見る目を持ち始めた。

《私の病気がだんだん悪くなり始めのは……母があれほど深酒をする父の身体を心配して注意していたのに、父は節制せずに私が大学のとき手術を受けたのです。……私自身、母が父の病気のことだけに必死となっているので一人ぼっちだと感じ、何かこんなはずじゃなかったと思い始めたのです》

こうして七年前の拒食のきっかけを冷静に分析することもできるようになった。拒食症の人がある時から過食に走るのは、食べたいのを我慢していたときの反動で起こるといわれている。だから、ある程度までは体重は急激に増えるが体重が平均に近づくと体重増加も過食も落ち着くといわれる。彼女は精神的な違いをこう話す。

「母と自分との関係のとらえ方が、以前の拒食の時とは少し違っていきました。以前の私は、母が私のことをわかってくれないとだけ感じていましたが、少しだけ気持ちに余裕が出たと思います」

その初夏、三か月もホルモン剤を飲まずにいたのに七年ぶりに自然の生理が戻った。体重が増えたおかげだった。量は少しだったが、喜びは大きかった。でも、そのまま気持ちが一直線に上向いたわけではない。母の考えに占領されてしまった心に〝自分〟をどう持っていいかわからないということはまったく変わりがない。痩せることだけしか〝自分らしさ〟が思いつかず、痩せたいと願いながら、過食もやめられない。彼女はこんなふうに表現した。

《以前の私なら、拒食になれば良かったのです。でも、今あそこまで痩せないにしても過食をやめることすらもできないのです。身体にとって痩せてしまうことは良くないと分かっているし、そうしないほうが良いと分かっていても、今の私にそれに代わるだけのものがないのです。それ

が見つけられるまで永遠にこんな繰り返しを続けてしまうのかもしれません。……いったい私は何のために生きているのだろう？》

体重は普通まで戻ってきていながら精神的なムラは大きく、本気で死にたい、とまで落ち込むこともあった。そんな彼女に家族も翻弄《ほんろう》され、心身ともに疲れていった。とうとう……。

《お互いにもう楽になりたい、生きていても辛いことばかりで苦しいとしか思わなくなってしまったのです。先週も何度死にたいと泣いたか分かりません。七年間もこんな状態でもう限界なのです。……母までも呆然となって車で一緒に海に飛び込もうとか、睡眠薬を飲もうとか言われ、私はどう返事をしていいのか分かりません。母が私のために犠牲になる必要は全くなくて、私一人がいなければそれですむ事なのに……》

家庭に安らぎはなく、さらにこんな修羅場が――。

《先日もひどいパニック状態になってしまい、母もとうとう気が狂ったようになり私を連れて死のうとして、そのうえ父も一緒に死ぬと言ったのを、結局は私が両親を止めることになってしまいました。私だけならともかく、皆を巻き込んでしまうわけにはいかないと思ったからです。正直な気持ち、私も生きていても仕方がないし、何の希望もないし、本当に死ねるものなら死にたい……今は私が生きてきた人生の中で一番ひどい状態だと思います》

実は、あとになってみるとこの時が〝底〟だった。数か月にわたって準備してきた学会の発表が二か月後に控えていた。データのまとめや発表準備で彼女は主治医への〝手紙〟を書くのも忘れて没頭した。複数の医師と彼女とで行った共同研究だったが予定どおり、発表は彼女ひとりで行った。研究発表は点数があったり正解があるというものではない。その研究と発表の経験が、彼女に初めての世界を見せてくれた。祐子さんはそこで、〝自分〟を再発見したのだ。

《今回は初めてということもあって、必死でしたが、自分でも一生懸命やったと思うので、たとえ他人がどう思っても自分の中では一応満足しています。本当はそれが私にとっては一番嬉しい事です。そういう事を感じる事ができるようになった自分自身にです。とにかく満足する事を知らずに、ひたすら次の、いわば無限の目標に向かって進み続けないと気がすまなかった自分は、今から思うと非常にしんどいし、かえってそれから先の自分自身に壁を作ってしまっていたようなものでした》

いつも評価が気になっていた彼女にとって「たとえ他人がどう思っても」という気持ちは初めてだった。母の呪縛から解き放たれた瞬間だった。彼女はようやく〝母のため〟ではない自分となったのだ。その感触がこれまでの自分の空回りを教えてくれた。

学会の発表を通して、彼女が新たな「自我」を獲得したことがよくわかると思います。

こうした誰の目にもわかる実績は大きな自信となり、その自信が彼女に「自我」を与えることになったのです。自我が育ったからこそ、他人の評価はともかく、という気持ちになれました。自我さえできれば、精神的な面ですべてが好転します。前向きにとらえることができますし、希望も見えてくるのです。

彼女の場合には、偶然、学会の発表を任せられることで自我の再構築をすることになりましたが、これから治癒を目指す人の場合には、意識して自我の再構築につながるような実績作りに取り組みましょう。そうと意識すれば、何をしたらいいかを見つけることはそれほど難しいことではないはずです。

「もう過食に振り回されなくていいんだ！」

これは学会発表の二日後に書かれたものだが、自分の心を取り戻した彼女はたちまち自分の未来を見つめていた。こう書く。

《……全くの余談ですが、土曜日の披露宴に出席して本当に良かったです。花嫁さんが本当に幸せそうで、綺麗で、感動して思わず貰い泣きしてしまいました。あんな素敵な披露宴に出ると、やっぱり私も早く好きな人と結婚したいと思ってしまいます》

自分自身の心で感動したとき、幸せになりたいという願いが自分の言葉となって出た。

その一か月後、彼女の食欲はこれまでと違ったものになっていた。過食に走りそうなときでも、満腹感はないものの自分の意志で我慢することが簡単にできるようになった。彼女の生活も変わった。

《あれほど過食に振り回されていた時には過食以外に何をしていいか分からなかったし、そんな余裕もなかったのに、食べ続ける事をしなくてもよくなると精神的にも落ち着いてかえって色んな事をやってみようという気持ちもでてきました。……ピアノはもう以前ほど弾けるようになる

とは思いませんが、自分の好きな曲くらいは又弾けるようになりたいと思っています》
この年の夏にはあわや一家心中ということもあったのに、年末に彼女はこう振り返っている。
《今年一年振り返ってみると、いろいろありましたが今まで生きて来て自分自身で初めて良かったと思える年だったたと思います。病気になってからもう長いし、決してまだ完全に過食が治ったわけではないのですが、病気になった事自体決して無駄ではなかったと、心からそう思っています。病気になって良かったと言ったら笑われそうですが、本当にそう思います》
彼女は物心がついた子供のころから、ずっと自分ではない自分を演じ続けなければならなかったのではなかろうか。家族の誰もがお互いに幸せになるようにと願いながら、結果的に心を縛ってしまうことがある。それを彼女はたまたま自分自身で解きほぐすことができたのだ。呪縛から自由になった〝心〟は初めてこの世界を自在に感じたり、この世界を楽しむことができるようになった。
さなぎの中で羽を小さくたたんでいた蝶々が、さなぎを割って出て羽をのびのびと広げるように彼女は心を羽ばたかせた。その時、彼女はこう感じていた。
《……大袈裟《おおげさ》にいうと今は何事に関しても不思議に前向きに捉えられるというか、感動的な気持ちになれるというか、自分にとっては経験したこと全てが大切だと思えるような気持ち、嫌だと思う自分自身の事を含めてをありのままの自分を受け入れる事ができるようになった私の気持ちだと思います。言葉で表すのはとても難しいけれど、何事に対しても強いられていた時の自分、又そうでなければいけないと思っていた時の自分と違って、自分に素直に生きて行ける、そういう意味で本当に私は生きている世界が違うような感じがします。心が常に緊張していた自分から解き放されて、自由になった世界でいられる自分がすごく幸せだと思います。誰かに何かを言われる事を恐れ、自分が嫌われる事を恐れて他人から認められる自分になる事ばかり考えていた頃と違って、あるがままの自分に自信が持てるようになったのかもしれません》

生きている世界が違うような感じ——いま摂食障害で苦しむ多くの女性も、いつかきっとこう感じることができる日が来るのだと、そう信じてほしい。

過食が治っていないのに「心」が変わっただけで、彼女には周囲の世界が別世界に見えるようになりました。

この例を見るまでもなく摂食障害は「食」のトラブルではなくて、「心」のトラブルなのです。心さえ癒しが得られて、自我の再構築ができれば、「食」のほうは自然に治っていきます。

彼女の摂食障害が完全に治るまでに、重要な出来事があと二つあったことを注意深く読んでいただきたいと思います。

〝母の望んだ道〟を完全に断ち切って——

彼女はすぐに過食をやめられたわけでないが、過食にこだわらなくなった。この後、彼女のとった行動は、彼女を摂食障害から完全に立ち直らせたという意味でより重要かもしれない。祐子さんは摂食障害になってから知り合ったある女性に〝心の病気〟を打ち明けられた。女性は彼女にある無店舗販売の手伝いを求めその〝仕事〟を共に手を携えてやることで一緒に〝自分〟を変えていこうと持ちかけた。その無店舗販売に関係している人と人とのつながりを紹介されたとき、祐子さんはカルチャー・ショックを受けた。

思えば祐子さんがひたすら勉強に打ち込んできたのは「自分」が評価されるためだけだった。その間、祐子さんの心は内側に同居する母親だけしか見ることはなく、他人との結びつきはなかった。ところが紹介された人間関係はお互いがお互いを支え合うもので、結びつきも強かった。

(私も他の人の力になり、他の人の喜びのために生きられたなら、なんて素晴らしいんだろう……)

新しい発想から、新しい生きる目標が生まれた。そのために新しい人間関係を求めていくことは、意味のある生き方に思えた。

彼女がその手伝いをしようとしたとき、母親は猛反対をした。

「そんな恥さらしなことはやめなさい。いまさら、どうしてあなたがしなければならないの」

母親にとっては薬剤師というりっぱな仕事に不満を持つ理由がわからない。彼女にとって娘は最高の職場を得たと思っているので、娘に道をはずれてほしくない。祐子さんは冷静に話す。

「母親とやめろ、やめないの喧嘩になってしまいました。でも私は自分の生きていく価値を見つけたので引くことはできませんでした。すると母親が半狂乱になってしまい、大きなストレスはリューマチを発病したほどなのです」

娘のことを放っておけずに自分のことと同じように心配してしまう愛情深い母親だった。この愛情がここまで娘を苦しめてしまったのだが、母親を責めたら酷というものだろう。娘を苦しめたのと同じ〝刃〟が娘が自立した途端に皮肉にも自分に向くことになった。

「あんたは食べることで私を苦しめたと思ったら、今度はこんなことで私を苦しめ、いつになったらあんたって人は！」

娘を思う気持ちが余って夜中まで責めた。けれど、もう以前の祐子さんではなかった。不満の塊と化した母の前に身を置くよりは、と自分から家を出て、アパートを借りた。その半年後、無店舗販売を本格的にするために公立病院の薬剤師を辞めた。職場の多くの上司、知人が惜しんで彼女を慰留したが、彼女の気持ちは固かった。そしてそれを知った母親は激憤して――、

「勘当です！」

公務員は親の選んだ道。自分が好きで選んだ道ではない。待遇は安定しているかもしれないが、それに甘んじていくよりも、将来は自分と同じような病気で苦しんでいる人にかかわっていくような仕事ができないだろうか――。彼女は摂食障害を完全に治すためにもあえて母の望んだ道を断った。

「その仕事をずっと続けていって、お母さんのせいで私の人生はおもしろくなかった、といいたくなかったのです」

彼女がいまの夫と知り合ったのはその後のこと。祐子さんは彼にすべてを話した。彼は偏見をもつでもなく率直に受け止め、二人は常に穏やかな語り合いのある温かな家庭を作ることを約束

した。

いま祐子さんの家を、可愛い盛りの孫の顔を見に両親が毎日のように訪れる。幸せの真ん中にいる祐子さんと両親の間にもうわだかまりはない。最後に彼女からひと言――。

「希望を持ってもらいたくて体験をすべて話しました。勇気を出して治ることを信じてください」


重要な出来事のひとつは、ある無店舗販売に出会ったことです。その商法の是非はともかく「人の喜びを広げるために、人の縁を通して良い品を広めていく」という考え方をしていました。摂食障害など、つらい心の葛藤を経験した人は、「利己的」な目標を持つことができません。不特定多数の幸福のために自分が力を尽くせるということに、生きがいや目標を持つことができるのです。

この出会いを得たことで、祐子さんは再構築を始めた新しい「自我」をそこで完成させていこうと思い立ったのです。そんな人の輪に入ることが彼女には快く、無意識に〝上司〟に当たる人たちを親代わりにして「母親の愛情の受け直し」をしていくことにしたのです。

彼女はその「親代わり」に出会えたので、母親との精神的な依存関係を断ち切って自分の家を出ることができました。そしてあれほど母が望んだ公務員という職を辞めることで母親を否定し、自分の中の「古い価値観（自我）」を打ち消すことができたのです。

そういう心のケアをすることで、彼女は男性と付き合うことができるようになりました。実はいまの夫との結婚を、母親は猛反対したそうです。しかし、自我の再構築をほぼ完成させていた彼女はいくら母親が猛反対しても、聞く耳を持ちませんでした。自分の目と自分の心を信じて、好きな男性との結婚に踏み切ったのです。

可愛い赤ちゃんにも恵まれて、祐子さんは幸せそうに見えました。夫もとても優しそうな方で、夫婦が互いに信頼し合っているのがよく伝わってきました。いまの生活には彼女が摂食障害で八年も苦しんだ影など少しも見えません。

一時は惚け症状が出るほど萎《しお》れていた母親もすっかり元気になっています。ただ、祐子さんの生活に細かく干渉してくる癖は相変わらず、のようでしたが――。

第3章
ドキュメント・過食嘔吐からの回復　白坂幸野さん
ごめんね、お母さん。
一番愛してくれる人を、
一番悲しませてしまった

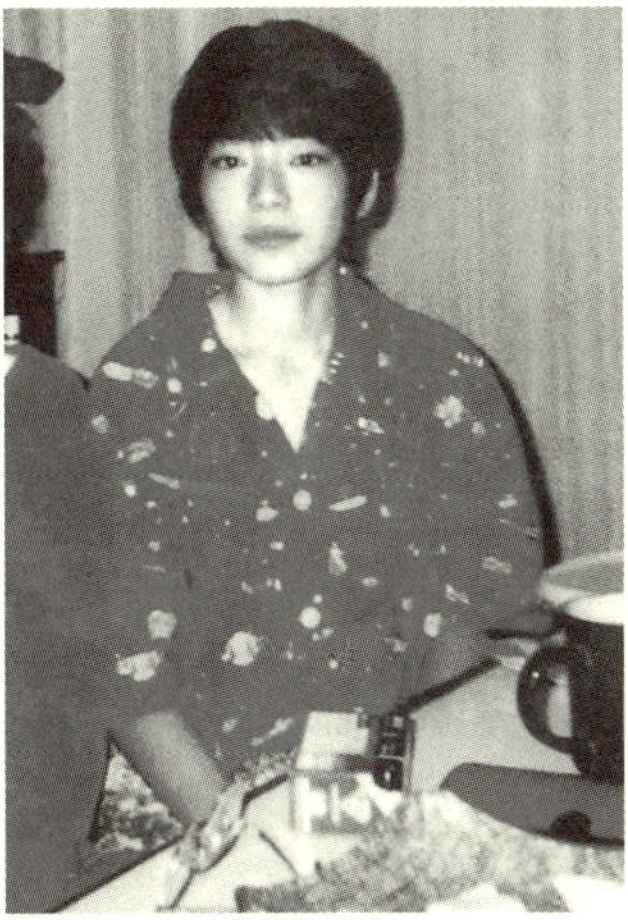

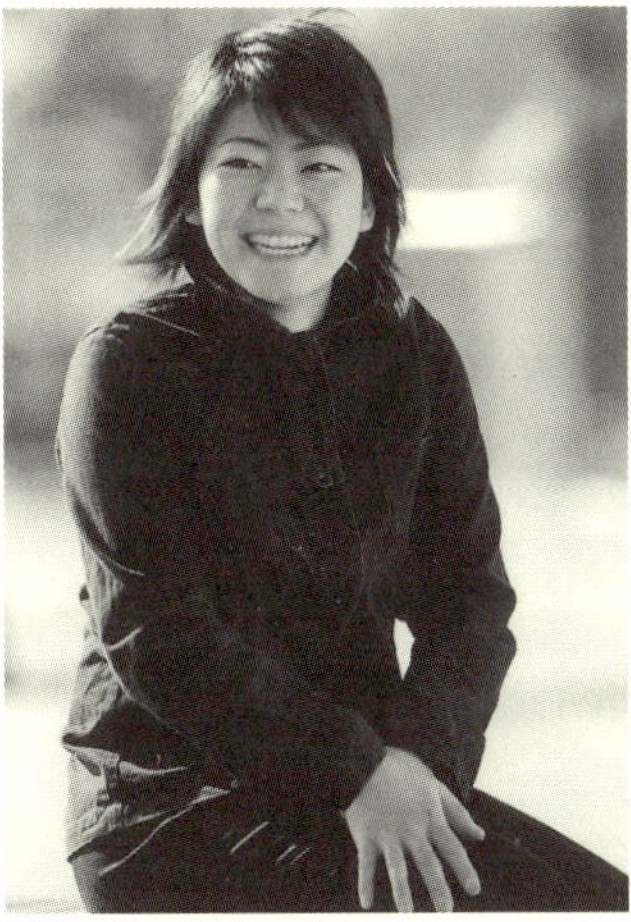

宮崎から日南へと車で南下すると左手に太平洋が広がり、入り組んだ海岸線と規則的に並ぶフェニックスに異国情緒が漂う。

この美しい故郷の日南市で中学一年のときに拒食症を発症した白坂幸野さん（22）は、いま西東京市の理容店チェーンの「髪・ing」で鋏《はさみ》を操る。拒食症は過食嘔吐に転じ、二十歳まで続いた。

「八年も苦しみ続けました。きっともう治らない、何度そう思ったか……。いい出会いに恵まれて、私は治ったんです」

美容室を営む母と二人だけの暮らしだった。母が女手ひとつで生計を立てていかなければならない厳しさと寂しさをいつしか幸野さんはそっくり自分の心に引き受けていた。しかし、幸野さんは〝摂食障害〟を克服した。いまは拒食も過食もなく、仕事に意欲を燃やす。

全国に五百万人といわれる摂食障害の女性をぜひ勇気づけたいと、幸野さんは実名でその体験を語ってくれた。

摂食障害の原因となった満たされぬ寂しさを、幸野さんはなぜ克服できたのだろうか。実に二十年以上にわたる親子の情愛にその糸口があった――。

いまから五年前の春、宮崎県から高校卒業間もない日のクリッとした女の子が上京してきた。中学一年で拒食症となり、その後〝過食嘔吐〟が続いて六年近くも摂食障害を患っていた。

そんな彼女を迎えたのは西東京市の理容室「髪・ing」。チェーン六店で働く四十二人が入寮しての床屋修業。一年を通して連夜十一時過ぎまでのトレーニング。それでも足りずに早朝練習……。「理容コンテスト」世界チャンピオンのオーナー・田中トシオさん（56）が厳しく、優しく見守るなかで、白坂幸野さん（22）は少しずつ心を解きほぐしていった。

幸野さんと母親の勝子さん（50）は、摂食障害に苦しむ人たちに希望をもってもらえたら、と自らの体験を実名で語ってくれた。つらい体験ではあったけれど、胸を張って歩いてきた道だから――。

「もう誰も頼らない！」母の悲しい決意

話は半世紀ほど時を遡《さかのぼ》り、幸野さんの母・勝子さんの生い立ちから始めなければならない。

宮崎県の南部で勝子さんが育った家は代々、芋焼酎の造り酒屋を営む財産家だった。しかし戦争をはさんで大きな時代の変化があった。勝子さんの父親の手指が、乳児の頃に負った火傷でほとんど失われていたということもあったかもしれない。父親の代で家運が急速に傾き、勝子さんの母親が働きに出て一家の家計を支えなければならなかった。

人はそれぞれ重い歴史を背負って生きている。勝子さんはいう。

「母は最初に嫁いだ家で痩せてしまったため〝肺病〟と疑われて実家に帰されたそうです。その時にはもう母は私を妊娠していたのですが、とうとう私は実の父に認知されることはありませんでした。私は〝不憫な子〟といわれて育ち、母が再婚して造り酒屋に入るとき連れ子として一緒に行ったのです。私が六歳のときでした」

父親は達筆で学があり、酒の入っていないときには穏やかで思いやりのある人柄だった。しかし、思うにまかせない仕事を酒で紛らわせては荒れるようになった。時には暴力を振るったり、物を投げるなどして当たり散らした。父の振り回した腕で母親が目の縁に青あざを作ったり、勝子さん自身も蹴られた弾みで板の間から落ちて前歯を折ったこともある。

父親が酒に溺れて荒れる――そのざらついた空気、激しい息づかい、棘《とげ》のある言葉、皿が割れて飛び散る音、母の青あざ……。

(ああ、私の実の父親さえしっかりしていたなら、母も私もこんな思いをすることはなかったのに)

幼い勝子さんは肩をすぼめ、頭をうなだれて嵐が過ぎるのを祈ることしかできない。優しさと愛情で満たさなければならない子供の柔らかな心は、いつまでも寒風が吹きすさむことになった。

幸野さんの母親・勝子さんは六歳の時に大きな家庭環境の変化がありました。このとき勝子さんも心に傷を負っているのです。

勝子さんは懸命に自分で傷を癒し、前向きに生きてきました。そのことに心を留めて勝子さんの行動を見ていきたいと思います。

やがて一家の経済は母の渾身《こんしん》の労働に委ねられ、そのことも勝子さんは切なく受け止めた。こうした体験が勝子さんの〝結婚観〟を作っていった。

（私は結婚したとしても、嫌なことがあったら母のように我慢などしない。したくもない……）

勝子さんは地元の高校を卒業してから東京に出て働き、二十五歳のときに知人の紹介で優しい男性と巡りあい、結婚した。男性は母親と二人で理髪店を自営していた。勝子さんはしばらくの間、姑との別居を望んだ。でも姑はそれを拒み、母親思いの男性も別居はしないという。やがて妊娠。その子が幸野さんだった。姑から出産の時も実家に戻らないようにときつくいい渡された。嫁と姑の軋轢《あつれき》は、ひょっとしたらどこにでもあるようなものだったのかもしれない。小さな行き違いが重なった末に、ちょっとしたきっかけで勝子さんは嫁ぎ先を出て、宮崎の実家に帰ってしまった。勝子さんが姑からの電話に出ると、

「もう二度と戻ってこなくていい」

嫁姑の関係はこじれた。夫婦関係が悪くなっていたわけではなかった。勝子さんが赤ちゃんを出産すると、夫は東京から飛んできて「幸野」と名前をつけた。東京に戻ってほしい、夫は何度そういったことだろう。勝子さんの気持ちを頑なまでに拒否させたもの、それは妊娠させた〝妻と娘〟をついにかばおうとしなかった実父への〝恨み〟を夫に重ねすぎたからではなかろうか――。

宮崎の実家で幸野さんのアルバムを開いていた。ひときわ大きく伸ばした写真があった。黒目がちな目の可愛い女の子と、その子を抱く若い男性。同じ背景の写真が数枚あったが、どの写真

も男性は深くうなだれて俯《うつむ》いていた。勝子さんがいった。

「幸野の父親です。この日、離婚届に印を押したのです」

正式に別れるため勝子さんは幼い娘と上京したのだった。妻と娘との別離の日、娘と一緒の写真に収まった若い父の悲しみが、深くうなだれた姿ににじみ出ていた。

宮崎に戻った勝子さんに、決して安らぎの日々が待っていたわけではない。娘と共に自活しなければならない。勝子さんは結婚して姑と夫の店を手伝っていた間に美容師の免許を得ていた。実家の両親に幸野ちゃんを預けて、地元近くの美容室へ働きに出た。勝子さんは思っていた。

(母親の轍《てつ》は踏みたくない)

誰にも頼らずに一人で娘を育て上げてみせる——それは悲しい思い出に促されての決意だった。

幸野ちゃんが四歳のとき、近所にあった子供のいない高齢の親戚の家を改装して美容室を開くことになった。高齢の親戚の食事を作るなどの面倒をみなければならない。たった一人で美容室を切り盛りし、なんとか繁盛させなければ生活していけない。必死になっていた。

幸野さんがなぜ摂食障害になったのかを理解するためには、どうしても母・勝子さんの背景を知ってもらわなければならなかった。母親は女手ひとつで娘と自分の生活を成り立たせていくため、過酷なまでに追いつめられた心境でいたのだ。店で客を待つ間に話をしてくれた勝子さんはこう洩らした。

「目がぱっちりとして、可愛い子でしたよ。添い寝もしたし、本もいっぱい読んだ。……けど、いま思い返せば娘をきちんと見る余裕がなかったのかもしれない。店のお客さんのほうに気持ちを向けることで精いっぱいだったかもしれない……」

幼い幸野ちゃんはそんな母の決意も苦労も、まして決して嫌いで別れたわけではない夫と離れた寂しさなど、知るよしもない。

幼稚園への送り迎えは祖父母がしてくれた。物心がつく前の幸野さんには一家四人の平穏な暮らしに映ったことだろう。朝早くから夜遅くまで、勝子さんは美容院の仕事に懸命だった。その暮らしに変化が起きるのは幸野ちゃんが小学校三年生のとき――。


宮崎県日南市で美容室「ドリーム」を営む勝子さんを訪ねたとき、筆者が店の前に車を止めあぐねているのを見ると初対面の勝子さんが挨拶もそこそこに「代わりましょう」といって運転席にすべりこみ、車をぴたりと寄せてくれました。

そんな行動力がありながら、勝子さんは優しい笑顔をいつも穏やかに浮かべているのです。話しぶりにも棘がなく、物腰も丁寧で押しつけがましいところなどなく、理想的な「お母さん」という印象です。どうしてこんな素敵な女性を母親に持ちながら幸野さんは摂食障害になったのだろうと、最初は疑問に思いました。

幸野さんは母親が大好きです。しかし、仕事を持っていた勝子さんはなかなか娘との時間を取ることができなかったのでした。

「ウチって、貧乏なのかなぁ……」

実家に勝子さんの弟一家が入ることになった。美容室を開いた家に勝子さんと幸野ちゃんは移り住み母一人娘一人の二人暮らしとなった。学校から帰った幸野ちゃんは、よく二階へ上がる階段の下から三段目に座った。そこからガラス戸越しに店の中が見えた。母がお客さんの髪をカットしたりパーマを巻いたりするのをじっと見ながら、終わるのを待った。

（ああ、お客さんとなら、あんなにたくさんしゃべるんだなぁ）

幸野ちゃんは、早くお母さんに自分の相手をしてもらいたくてたまらない。

（まだ、終わんないのかな）

ウィーン……。ドライヤーの音が聞こえると胸が高鳴った。それは「仕上げに入ったから、もうすぐ終わりだよ」という音だった。

幸野ちゃんは家の中のどこにいてもドライヤーの音が聞こえると階段の下から三段目まで行って店の中をのぞいた。やがて母の声がする。

「……ありがとうございます」

それはお客さんを送り出す声だった。幸野ちゃんはうれしさに小走りで店の中へ出て、お母さんのそばへ行くのだった。

（お母さん、やっと終わったね）

うれしくてたまらない。

母はすぐには娘の相手をしてあげることはできない。タオルを洗って干したり、パーマに使った機材を洗ったり、手入れをしたり、こまごまと立ち働いた。そばで幸野ちゃんはじっと見ていた。

やっと母と二人になれて喜びがいっぱいの幸野ちゃんと、やっと一日の仕事が終わって立ち仕事の疲れや接客のストレスがたまった母親——二人の気持ちは背中合わせだったかもしれない。

「部屋の片づけは終わったの?」

仕事でいっぱいの頭からまだ解放されていない勝子さんはつい厳しい口調でいってしまう。

「ううん、まだ……」

幸野ちゃんは小学一年生から六年生までの学校でやったテストのプリントがすべてきちんと綴《と》じてある。勝子さんがそこまで整理させずにいられなかったのは、彼女の体験と無縁ではない。

(人間は一人で生きていかなければならない。幸野を何でもできる一人前にしなければ……)

勝子さんは少しの間、店を閉めたあと小さな部品を加工する内職をしたことがある。ガチャン、ガチャンと音を立てて加工する母の姿を見て、幸野ちゃんはいった。

「私にもやらせて」
一、二度やって、母に代わった。これでいくらもらえるのかと幸野ちゃんが聞くと母が答える。
「千個作ると千円になるんだよ」

そんなに作って千円か。幸野ちゃんは子供心にドキッとした。

（うちは貧乏なのかな……）

幸野ちゃんはどんなに心配しても自分が助けてあげられないことを残念に思った。勝子さんは明るい性格で、どちらかといえば気が強いほうかもしれない。でも、母を愛するがゆえに母が懸命に頑張る姿は子供心に痛ましく映った。その気持ちを母に伝えることはできない。幸野ちゃんはちょっと〝孤独〟を感じた。

日曜日は美容院を開くので、幸野ちゃんは母の相手をしてもらえない。毎週のように自転車で祖父母の家に遊びに行った。そこには叔父さん一家がいてずっと年下の従兄弟《いとこ》もいる。それまでのように祖父母を独占するわけにはいかなかった。早めに店を閉めてやってくる母と一緒に図書館に行ったり、スーパーに行ったりした。母は本が好きだった。スーパーで服を選ぶとき、母が倹約しているのではないかと幸野ちゃんはつい経済状態を心配した。子供だからすべてを聞けない。聞いてもきっとわからない。でもそれだけになお不安は漠然としたまま幸野ちゃんの両肩に重くのしかかった。

あるとき、幸野ちゃんが風邪をひいて熱がでた。学校には行けない。勝子さんは幸野ちゃんを病院に連れていった。八時にはいつも店を開けているのに、診察が終わるのを待っていたら遅くなってしまう。勝子さんは娘にいった。

「あんたには口があると。看護婦さんにでも誰にでもどうしたらいいか聞いて、診察してもらって帰ってきなさい」

待合室に熱のある幸野ちゃんを残して店に戻ったのだった。このエピソードを教えてくれたあ

と勝子さんは乾いた声で笑い、

「熱がある子供とお店とでは、子供のほうが大事に決まっているでしょう」

しみじみと言葉を重ねていく。

「あの子は心細かったろうに……。それがわからなかった。お店が気がかりだったのは、それだけ私が焦っていたから。私の心には余裕がなかった……」

勝子さんはどこまで正直なのだろう。求められれば自分の失敗も清々しいまでに率直に話し、自省し、裏表なく振り返る。勝子さんはこの潔さをわが子にも、ほかの誰にでも、同じように向けてきたのだろう。とすると鋭い感受性をもった幸野ちゃんにとっては母親の潔さが時には〝脆《もろ》さ〟や〝危なっかしさ〟に映ったかもしれない。


幸野さんは物心がついたころから、子供心にずっと大好きな母親を心配していました。母親はつらくはないだろうか、母親が寂しくはないだろうか、母親が経済的に困ってはいないだろうか……。子供の自分にしてあげられることはないけれども、母親が少しでも幸せを感じてくれたらいいと願っていたのです。そんな優しい気持ちが、心の傷になることがあるのです。母親をかばってやれない自分を残念に思うのです。そして母親に温かく抱かれたいと願うのです。

幸野さん一人を病院に残して母親だけがお店に帰ってしまったという逸話は、幸野さんは覚えてはいませんでした。それよりもずっと心に残っているのは母を心配し続けた気持ちと、母親を待ち続けた寂しさでした。

母親に心配をかけまいとして、幸野さんは学校で配られるプリントを小学校一年生のときから几帳面に綴じていきました。いつも部屋の片づけをしていました。いい子になってお母さんを安心させてあげたいといつも思っていたのです。懸命に頑張っていながらも、忙しい母親に自分の気持ちをわかってもらえないような悲しさが心の底に少しずつ降り積もっていきました。

「お母さんと一緒に食事をしたい」

ちょうどそのころ、勝子さんは週に一回、夜七時から九時半まで社交ダンスを習うようになった。働きづめで息がつまったのだ。

しかし、ただでさえ幸野ちゃんは経済状態や母親の頑張りを自分の痛みとして受け止めていた。夜、母親がいないことは寂しい。それは自分の〝寂しさ〟でもあったが、同時に母の〝寂しさ〟をそっくり受け止めていたのだった。

(こんなに心配しているのにダンスだなんて……。お母さんは本当に大丈夫だろうか。もしお母さんが死んでしまったら自分ひとりしかいなくなってしまうから、私は絶対にワガママをいっちゃダメだ)

ひとり寝の布団に身体を丸め、幸野ちゃんは誰にも見られることのない涙を幾晩流したことだろう。

仕事に追われ、自分ひとりで生活を支えなければという気負いにとらわれている母親にそんな娘の心情を慮《おもんばか》る余裕はなかった。

幸野ちゃんが小学六年のとき、勝子さんは美容室をしながらサイドビジネスをしようとして失敗し、少し損を出した。それは幸野ちゃんにもわかった。その前から、勝子さんは夜の時間も有効に使おうと週に二、三回、友人が経営しているスナックに働きに行くようになっていた。幸野さんは思いきって母親に聞いた。

「うち、そんなに貧乏なの？」

勝子さんは正直に話した。

「お金がなくなってから慌てるのじゃなくて、余裕のあるうちに働いたほうがいいの。余裕があれば嫌なことは嫌だといえる。だから夜も働いているのよ」

母のいない夜の数だけ幸野さんの心に寂しさと不安とが積もっていった。母のいない夜、風呂や水道の蛇口を締め忘れたのではないか、という思いにとらわれるようになった。何度も、何度も見に行った。水は出ていない。でもきっちりと締め直さずにはいられなかった。スナックの仕事を終えて深夜に帰宅する母は幸野ちゃんの不安定な心を読めなかった。

「あんた、パッキンが壊れるが。なんでこんなに締めると」

幸野ちゃんの切実さはそれどころではない。母親のいない夜、台所のマットが斜めになっていないかどうか、数時間おきに布団から起き出して見に行き、ちょっとズラしてはまっすぐ四角に敷き直し、きちんと平行になっていることを確かめずにはいられない。ただ、ただ、不安だった。

（お母さんとゆっくり一緒にご飯を食べられたらどんなにいいだろう。お母さんと一緒に布団に入っておしゃべりできたらどんなに楽しいだろう）

成長期にどの子ももつ〝愛情〟への希求――それは感受性の鋭い子ほど切なく強く求める。でも、母一人娘一人の家庭でそれは思うようには叶えられなかった。

学校でも幸野ちゃんはひとりぼっちだった。クラスにはいくつかのグループがある。もしイジメられたら誰にも助けてもらえない、という恐怖がいつもあった。近所に〝番長〟的な位置を占めた子の家があり、幸野ちゃんはそのグループの下っ端に入ることで身の安全を図った。

その子の家は〝金持ち〟で大型車が二台あった。クラスにも姉や親戚の子たちがたびたび顔を出しては親しそうにその子に声をかけ、いかにも強い〝後ろ楯《だて》〟があるのを幸野ちゃんはまぶしく見ていた。母の乗る軽自動車の小ささが、自分を守ってくれる力を象徴しているように感じた。その時の心境を幸野さんはこう話す。

「もし〝番長〟の機嫌をそこねたら、私はその子から〝殺される〟と本気で思っていたんです」

ひょっとしたら母親は命がけで助けてくれないのではないか。自分が殺されてしまうこともあるのではないか。その怖さが〝番長〟の歓心を買うほうへと幸野ちゃんを走らせた。無意識ながら母が自分に向けてくれる愛情に〝疑い〟が芽生え始めていた。

小学五年のとき着任して間もない男性教師の昼ご飯にチョークの粉をかけた。グループで授業を抜け出して隠れた。幸野ちゃんはむしろ率先して学級崩壊へと力を尽くした……。

毎朝、〝番長〟の家まで迎えに行くのが決まりだった。大嫌いでたまらない同級生の家に、さも仲がいいふうを装って誘いにいく。不本意極まりないその〝決まり〟を幸野さんは何年も守り続けた。いま幸野ちゃんはいう。

「小学校も、中学校も、学校はちっとも楽しくなかった」

子供社会の人間関係も大人と同じで、いつも純真な気持ちでつながっているということはありません。リーダー的な子もいればそれに付き従っていく子もいます。気持ちのがさつな子と、優しい子がいれば、折れるのはいつも優しい子のほうです。

そういう子供社会の人間関係に、毒が潜んでいることもあるのです。幸野ちゃんは自分の不本意な人間関係をどうすることもできませんでした。

ただ、同じような人間関係の中にいたとしても、もし幸野ちゃんが望んだ分だけ母親の胸に抱かれたり、膝に乗る時間がたっぷりとあったなら、学校生活も違って受け止めることができたのではないかと思います。人は誰でも、自分が愛されているという自信がないと確かな自我を作り上げていくことができないのです。自分が何者かわからなくなってしまったとき、心の葛藤が表面化するのです。

いつものグループで遊んでいるとき、自営業の子が自宅から持ち出した百円玉を何枚も自慢げに見せた。〝番長〟は当たり前のようにその子のもっていた百円玉を使ってゲームを遊んだ。ところが家から無断でお金を持ち出していたことが親にバレると、その子はいった。

「幸野ちゃんに脅し取られた」

いつも〝番長〟は犯人にならない。仕返しを恐れて誰も本当のことをいえないのだ。グループの下っ端にいる幸野ちゃんは、えん罪を着せるには好都合だった。母親もあまり学校に顔を出さないので親同士の関係も薄ければ、子供たちの友人関係にも疎い。怒りの電話が相手の親から勝子さんに入った。それを受けて勝子さんが幸野ちゃんを問いつめると、

「私が中心的になってやったわけじゃない。〇〇さんが……」

勝子さんは学校で娘が息苦しさに耐えながら毎日をしのいでいるなどと思ってもみない。

「なんでありもしないことを人がわざわざいってくるか！　やったんは、あんたやろが！」

言い訳にしか受け取らなかった。娘には間違ったことをしてもらいたくないという気持ちが先走って、娘の気持ちが自分の心におさまらなかったのだ。

幸野ちゃんの無念さ――。子供の人間関係と親同士の人間関係。本当のことをいっても勝ち目はない。事実が事実として通らない。幸野ちゃんが勝子さんから自分が使ってもいない千円をもらい、その子の親まで返しにいくつらさ。

（大好きな母親に心配をかけてしまった。でも本当は私がやったんじゃない！　私じゃない！）

幸野ちゃんはいつも親の期待に応えようと頑張り続けた素直な子だった。その頑張りは誰にも認めてもらえそうになかった。生きていけば生きていくほど、理不尽さはどこまでも続いて果て

しがないように思われた。

幸野ちゃんは次第に心を閉ざしていく。心を閉じなければ、傷つけられる一方だった。

母親はどこまでも懸命に働き続けていくのだろうか。美容室を続けていく以上、この暮らしが変わるとは思えなかった。幸野ちゃんが飛び抜けて足が速かったこと、成績が良かったこと、店を一人で切り盛りしている母親には自分の晴れ姿をほとんど見てもらえなかった。「好きだ」とか「可愛い」とか「よくやった」とか、ほめてもらったこともほとんどなかった。授業参観、文化祭、運動会。どれほど幸野ちゃんは母が来てくれることを心待ちにしていたことだろう。母親の勝子さんは少女時代のつらい経験が〝ハレ〟の場所を苦手にさせてもいた。幸野ちゃんはそんな母の痛みを知らないだけに、懸命に生きる母を心から愛しながらも、もっともっと目に見える形で自分を愛してほしいと心の底から息を潜めるようにして望み続けていた。母が夜、留守にする時間が長くなるにつれて、漠然とした不安が出てくるようになっていった。

（お母さんは自分のほかにもっと愛情を注ぐ対象が出てきてしまうのではないだろうか……）


母親が大好きだった幸野さんは母親にきつく叱られてしまうと、やってもいない罪を自分に着せられたときでも「違う」といい通せなかったのです。この事件で「母親は自分を信じてくれない。母親は自分を愛していないのではないか」と幸野さんははっきり思ったのです。

幸野さんは母親が大好きで、母親のことがとても心配で、とても母親を大事に思っているのに、そんな気持ちがまったく通じていないのだと幸野さんは失望してしまいました。

実のところ勝子さんは、娘の幸野さんのことをとても大事に思っていました。娘の可愛らしい顔も自慢でしたし、学校の成績がいいことも、とても誇りに思っていました。ただ、その気持ちを口に出していったことはほとんどありませんでした。可愛いと思う気持ちに偽りはありませんから、口に出さなくても通じているものと、わざわざほめようなどとは考えもしなかったのです。結果的に幸野さんが母親から聞く言葉は「片づけたの？」というようなものばかりになってしまいました。そこに気持ちの行き違いがありました。

「……なんて甘い」過食嘔吐の始まり

あんなに素直だった幸野さんが、母親に逆らうようになった。叱られても口応えをしたり、反抗的な態度をとる。母親が嫌いになったわけではない。母親は大好きだった。母を心配する気持ちが限界を超えてしまい、そんな態度に走らせたのだ。

幸野さんは中学生になった。毎朝、嫌いな〝番長〟の家まで迎えに行く習慣をやめることはできなかった。

中学一年の終わりごろ、拒食が始まる瞬間があった。夜、陸上部の部活から帰ってくると母親がいなかった。母親はいつも一人楽しそうに外出していくように見えた。不愉快だった。

（こんな家の中で、また私ひとりぼっちで過ごさなくちゃならないのか……）

夕飯が用意されてあったのでそれを温めて、みそ汁に最初のひと口をつけた時だった。電話が鳴った。友達からだった。友達は延々と好きな人の話をして、電話を切ったときには二時間も聞かされていた。せっかく温めたみそ汁が冷たくなっていた。なぜかまったく食欲がなくなっていた。手をつける気をなくした。拒食症の始まりだった。

その翌日も、夕飯を食べる時間に母親が出かけた。夕飯のおかずは祖母がもってきたものを食べておきなさいといわれたが、これからはもう夕飯を食べることはやめよう、と幸野さんは思った。

朝と昼だけ食べた。体重計に乗るたびにおもしろいように体重が減っていく。幸野さんは身長百五十二センチ。体重は四十八キロあった。夜になるとお腹は空く。食べたかった。でも食べなかった。

やせるのが楽しくて、早朝五時に起きてジョギングしてまわったりもした。朝はおにぎり一個、昼は自分で作ったチーズのほうれん草巻きを五本だけ……。

食事制限をするようになってからたった三、四か月で四十八キロあった体重が三十四キロまで減った。

油ものなど太るものは食べることを一切、自分に禁じた。たちまち成分表などを覚え、カロリーも覚えた。気がつくと食べようと思って口に入れようとしただけで、胃液が上がってくるようになった。

(……食べられない。ヤバイ)

やせたいと思って夕食を抜き始まったわけではない。それなのにもうひとりの自分が食べることを許してくれない。

（やせなくちゃ。もっとやせなくちゃ。モデルの身長・体重からすると私は三十キロにならなくちゃ）

中学に入ってから陸上部に入っていた。先輩がいった。

「あんた、どうしてそんなにやせたの!?」

幸野ちゃんは初めて自分が認めてもらえたようで優越感にも似たうれしさを感じた。

（これでいい。私はやせたほうがいいのだ）

体力は落ちて足の速かった幸野ちゃんが記録会でビリになった。そのころの写真を見ると、ただでさえ大きな目がいっそうグリグリと大きく見える。明るい笑顔の下で心は寂しくすさんでいった。

仕事に忙しい母と一緒に過ごせる時間を、幸野さんはいつも待ち続けてきた。そして口に出せないまま母ひとりで支える家庭の経済状態を心配し続けていた。

（もし母が死んだら、自分はこの世の中でひとりぼっちになってしまう。絶対にワガママはいえない）

彼女は自分で食べるものと、食べないものを厳密に決めた。例えば昼は一センチ角に切ったチーズをサラダ菜で巻いたものを五本。母が作った弁当に糖分や油を含んだものがあれば強烈にクレームをつけた。

「こんなもの、食えんが!!」

それまで反抗したことのない彼女が、弁当を母に向けて投げつけた。そんな娘に母も皿を投げつけ、母娘の感情が刺々しく衝突した。

中学の食べ盛り。身体は飢えて、食べ物を要求している。それでも食べようとしただけで、吐きそうになった。中学二年の夏休み、陸上部の部活をしていたとき、先輩が保護者から差し入れのあった〝かき氷〟を幸野さんに持たせた。

「どうして食べないの!? せっかく差し入れてくれたんだから、食べたら?」

無理にいわれてかき氷をひと口含んだ幸野さんは、その甘さにわれを忘れた。

（……なんて甘い！）

この瞬間、脳の食欲中枢のスイッチがプチッと弾け「拒食」から「過食」へと切り替わった。

拒食は一年足らずだったことになる。

拒食から過食に変わるときは、自分の意志とは無関係に瞬間的に変わります。幸野さんの母親はとても優しく、時には厳しく叱ったりもしますが、自分が幼い日に得た心の痛みを愛情におきかえてきた人なのです。ただその表現方法がまずかっただけでした。

そんな母親の愛情を、足りないと思いながらも幸野さんは感じていたのです。拒食が比較的に短い時間ですんで過食に変わったのは、それだけ幸野さんに「治りたい」という期待が働いたからです。母親に本当に絶望したままでは、過食にはなれません。

幸野さんは学校から帰ると母が店の売り上げをしまっておく場所から小銭だけを持ち出し、ケーキやお菓子を買った。母親は美容室を閉めたあと友人が開いているスナックで働くなどしていたので、留守勝ちだった。菓子を食べ終わると台所に入ってお米を三合炊いて食べ尽くし、それでも足りずにラーメンを次々にゆでて食べた。食べて食べて食べまくった。

幸野さんの気持ちは――。

「お腹はいっぱいのはずなのに、いつまで食べても脳が満たされないというか、満腹に気づかないような状態でした。それでずっと食べているんです」

拒食も過食も「食欲中枢」がマヒしているということでは同じだった。ただ拒食のときと違い、過食になってから〝神経質さ〟がマヒしていき、集中力もなくなって勉強をしなくなった。一時は学年で十番ほどに上がった成績も下がっていく。蛇口を何度も締め直さずにはいられなかった癖、カーペットが曲がってないかどうか確かめずにはいられなかった癖が、どうでもよくなっていった。体重がどんどん増えていく。

(食べたら、吐けばいい)

普通に夕飯を食べて胃袋にベースを置く。そのうえにパンを食べ、水やお茶を飲む。パンだけだと固くなるが、水を飲むと吐きやすいということを覚えた。拒食のときは食べたい気持ちがいっぱいでよくイライラしていた。でも過食している間だけはすべての不安を消し去る快感に浸ることができた。吐いたあとの自己嫌悪は日に日に心を殺伐とさせたのだが……。

幸野さんはよく二階の自室で甘いパンを食べ、それをポリ袋に吐いた。吐いた袋を中身がこぼれないようにタンスに吊るしておき、まとめて捨てた。夏には酸っぱい嘔吐物の匂いが一階にまでこもり、母に叱られた。

過食嘔吐で成績が落ちたため高校は希望の高校より下げて、公立校の新設学科に入った。数学の最初の授業が「三桁のかけ算」。期待とはかけ離れた内容に、胸に抱いていた希望を足下に転げ落としてしまったような落胆を感じた。友達を作る気力までなくした。

痩せ細ってしまうと神経が過敏になり、体重が増えると過敏さが薄れます。幸野さんは過食嘔吐になりましたが、すべてを吐いたわけではないので、体重が減ることはありませんでした。

高校進学のとき幸野さんは自我の崩壊を感じます。彼女は小学校から中学までずっといい成績できました。母親に愛されるためにも「いい子」でなければならないと自分で決めてきて、そういう思いのもとに自我を形成してきました。そんな彼女には自分が進むべき高校はここ、という思いがあったのです。ただ、中学三年になって過食嘔吐のために生活が乱れ、成績が少し下がっていたのです。そこで確実に入れる高校を選びました。

しかし、入学して授業内容の低さに直面すると、自分が思った道からはずれてしまったと感じないわけにはいきませんでした。それが自我の崩壊感なのです。自我の崩壊を味わうともう前に進みたくない気持ちとか、自分で自分を罰したい思いにかられてしまいます。

一緒に暮らしたことのない父の〝愛〟

幸野さんはアルバイトを始めた。弁当屋でバイトに慣れると、居酒屋のバイトに移った。自転車で四十分もかかるバイト先に通うため、学校で禁止されている免許を取り、母親に無理をいってバイクを買った。母娘の間に会話はほとんどなくなっていた。

（お母さんはもう、私のこと、好きじゃないんだな。ひょっとして好きな人ができたのかも……）

母に反抗しながらも、幸野さんの心には寂しさが降り積もっていくばかりだった。

しばらくすると、幸野さんは自転車で片道五十分かかる高校に自転車で行かなくなった。母親が毎朝六時半から小一時間ほど飼い犬の〝光太郎〟を散歩させて帰ると、幸野さんが玄関口で待っている。

「もう自転車じゃ間に合わない。車で送っていって！」

母は車を出すけれど、娘に腹が立ってしょうがない。八時には店を開けなければならない。娘を送って帰ると開店時間が遅れてしまう。お客さんの信用をなくす。車を運転する間中、娘をなじる。

「あんた学校に行かんだら、行かんでいいよ。あんたのようなバカが学校に行って何すっとね。家で寝てりゃいい。そのほうが学校の先生もよっぽど助かるが……」

幸野さんは車の後ろの座席で家から持ち出したファンデーションを使って化粧をしている。

（どうせ私はダメな娘……）

幸野さんはそう思いながらも、毎朝、母親の威勢のいい口ぶりを安心して聞くようになった。もし好きな男性ができたなら、母は毎朝六時半に犬を散歩させる習慣を続けたりしない。自分を車で送ることもできない。毎朝、毎朝、学校に送らせることで、幸野さんは母親が自分から離れていかないことを確かめていたのだった。母親が車の中で娘をなじる習慣は、幸野さんの卒業までずっと続いた。

幸野さんの学校はどこを調べたのか、校則に違反して免許を取った人を呼び出した。幸野さんと親にも電話で連絡が入った。母親は先生にいった。

「何で私が学校に行かなければならないんでしょう？　私は娘に重々いって聞かせてるんです。自分のやることには自分で責任を取りなさい、と。私にいわれても困ります。謹慎の一週間でも、三週間でも、何なら退学させてもかまいませんから処分してください」

この母親の勢いには先生もさぞ困惑したことだろう。母親の強硬な姿勢の後ろに隠された生活の厳しさと娘を一人前にしなければという責任感――。幸野さんは過食の真ん中にどっぷり浸っていながらも、母の寂しさと自分の寂しさを秤《はか》りにかけ、母と自分との心の距離を測ろうとしていた。

勝子さんは強い言葉をいったりすることもありますが、それとない優しさをいつも漂わせています。どんなに娘をなじっても高校の約三年間、毎朝、学校まで車で送ることをやめなかったのは優しさからでした。幸野さんは車で送ってもらうことで母の優しさを確認したかったのです。バイトを始めたのも、満足できない学校で飽き足らない気持ちをほかにそらしたかったからでした。

この幸野さんと母親の二人の生活を、二十年間、陰で支えたものがある。父親の〝愛〟だった。幸野さんは母のお腹にいるときに別れた父親と、同じ屋根の下で暮らしたことはない。けれど父親は毎月第一月曜日に幸野さんの養育費を送り続けた。年に一回、東京から誕生日プレゼントを届けた。

母親がいう。

「生まれてから二十年間、毎月欠かしたことがありません。遅れたことはたった一回だけです」

父親は離婚したあと理容のコンテストに挑戦し続けて三十六歳で日本一の座についた。理容界の〝甲子園〟大会といわれ、全国から競技会を勝ち抜いた技術者が集まって日本一を決める。並大抵の技術ではない。早朝から深夜までトレーニングを続けた動機は、心ならずも妻子と別れた悲しみをぶつけるためだったのでは……。一緒に暮らしたこともない娘に二十年も養育費を送り続けた事実が妻子への愛情の深さを物語る。父も母もそれぞれに背負ってきた心の歴史があって別れなければならなかった。幸野さんはまだそれを理解できる年ではなかった。

――はるか遠い東京にいて、年に一回、プレゼントを送ってくれる写真の中だけの父。

――生活に追われ、美容院に来るお客さんに心を奪われて必死になっている母。

――母の愛情を求め、同時に母親のつらさを引き受け、自分が力になれない無力さに絶望して、過食に走った自分……。


幸野さんは困難の中にいる母をもっともっと愛したかった。そして自分をもっと愛してほしかった。自分が生まれてきてよかった、といってほしい。私は愛されていい存在なのだと私にわからせて。彼女は過食の苦しさの中で自分の心を持て余し、こう書いた。

この不安をどう転移すればいいの？　おなかいっぱい
でも食べ過ぎちゃう。苦しくて、苦しくて、吐きたい
でもいいの、このときを忘れられたら
忘れられればいいの、明日のことなんて
いいの……いいの……いいの
わかってるけど忘れたいの
……一人じゃダメだやっぱり。心が欠けてて満たされなくて
いいの、駄目なあたしをこれが救ってくれる
ほら、また白くなった、よかったって

私また、泣いてる

誰にも見られることのない涙。

拭いてもらえることのない涙。

私だってお母さんを励ましてあげられるのに、同じようにつらいはずの母は一人で耐えて娘に涙は見せない。励まし合えないその心の距離が、娘には悲しい。

このころ幸野さんは父親と同じ世代の男性に恋をした。妻子がある人だった。でも、本当に結婚したいかと自問自答したとき、自分の心は「ノー」といった。

（あの人がもし離婚して家庭を捨てたら、ただのおじさんになってしまう。……私が好きだったのは〝お父さん〟役の人で〝おじさん〟ではない。私はお父さんが欲しかっただけかも……）

心の底でずっと望みながら、ついに叶えられることのなかったもの。それは父と母がいて、安心で包まれる温かな家庭だった。望んでもしょうがないと、わかりきっているだけに、望んでやまない気持ちを持て余した。

幸野さんは就職を控えた高校三年のとき市役所、自衛隊、税務署と公務員の試験ばかり受けた。

（結婚して子供ができたとき、夜が遅くなって子供に寂しい思いをさせてしまうから……）

体重六十三〜六十四キロ。過食嘔吐に苦しみながら受けた試験はすべて失敗してしまった。いつも食べることしか頭になかった。毎日、過食嘔吐の連続で勉強に集中できない。専門学校か大学に進学するにしても、母親の仕送りだけで学費や生活費をまかなえるだろうか。

娘が進路に悩んでいるとき〝東京〟の父親がアドバイスをくれた。

「東京にいい理容の先生がいる。東京に出てきて、そこに住み込みで五年頑張りなさい」

『髪・ing』（西東京市）という店だった。幸野さんが地図を出してきて見ると当時の〝保谷市〟は載っていなかった。

「お母さん、地図にも載っていないような所へ私を出す気⁉」

幸野さんは地図を投げつけた。母親と離れたくないという気持ちと、母親を一人にしたくないという気持ち……。


幸野さんは母親に反抗しながらも母が大好きでした。もしも家を離れたら、手に入りそうでいてつかめなかった〝幸せ〟からますます遠くなってしまうようで不安だったのです。

自分が離れたら母親はどうなってしまうのだろうかという心配もありました。

ただ、それまではずっと遠くで見守ってくれた父親の存在が、就職を控えて急に近くなってきたのです。彼女にとって父がアドバイスをくれたという事実は、父が自分に〝愛情〟を向けてくれたのと同じ意味をもっていました。しかもその父は理容コンテスト「日本一」という誇らしい実績を持っていたのです。

この父の実績と、父の愛情が、どれほど幸野さんを勇気づけたことでしょう。そんな愛情があったからこそ、彼女は前向きに歩き続けることができたのです。

眠れずに、夜中の2時まで食べ続ける

高校三年の十二月末、幸野さんは面接を受けるために宮崎からはるばる東京に出てきた。世界でたった一人、世界大会個人全部門優勝、団体優勝を成し遂げた田中トシオさんが経営する『髪・ing』は、西東京市の全六店、従業員四十二人の理容チェーン。田中さんは技術者を育てる面でも独特の哲学を持つ。

「面接といっても、応募してきた人はこちらから断ることはありません。採る八名は先着順です。社会に出ようとする若い人を最初の面接で、傷つけたくないのです。どんな人でもこちらが信頼すれば、信頼に応えてくれます。誰でも練習さえ積めば、コンテストで上位入賞できるのです」

全員が寮に入り、通信教育で学びながらトレーニングを重ねていく。社内のテストが「シャンプー」「顔剃り」「カット」……「パーマ四種」「アイロン」と何段階も設けられており、先輩の指導を受けながら閉店後、開店前の早朝に練習する。先輩たちも各種のコンテスト入賞に目標を定めて技術を磨くので、在職者はたちまち高度な技術を身につける。この店だけで、実に日本一の技術者を七人も輩出しているという。

就職が決まると、幸野さんは父親からたびたび電話を受けた。

「入社式は、誰が出たらいい?」

「入社式ってどんなことする?」

幸野さんが聞いた。

「お父さん。もしかして、私の入社式、出てくれるの?」

十八年の歳月を経て、再び巡りあった父と母と娘。幸野さんは自分の入社式で、初めて父と母が並んで座る姿を見た。

父親にはもう再婚した妻がいて、子供もいる。この日、一瞬だけの〝親子〟ではあったけれど、娘の晴れの門出を祝う心の通い合った親子には違いなかった。


人は誰でもたくさん愛されたい、たくさん愛したいという本能をもって生まれてきます。そこに愛情があったとしてもいろいろな事情で一緒に暮らすことがかなわないのが現実ではないでしょうか。そこに心の葛藤が生まれてしまうのです。

たとえ一日だけだったとしても十八年の歳月を経て、自分が愛されて生まれてきて、いまも両親に愛されているのだとはっきりと確かめられた幸野さんは幸せかもしれません。いえ、本心はずっと両親と一緒に暮らしたいでしょう。それが実現しないことは悲しいことには違いありません。でも、その悲しみは乗り越えることができます。心の葛藤からくる摂食障害も、誰でも治していけるのです。

でも、幸野さんが仕事になじむまでには時間が必要だった。自分が練習をするのは店を閉めたあとの夜から深夜、そして早朝。寂しくて、不安で、いつも食べることばかり考えていた。夜、寝る前に寮の裏で食べ、吐いた。二段ベッドの下で、先輩に気づかれないように食べ、袋の中に吐いた。早朝に袋の吐瀉物《としゃ》をトイレに流さなければならなかった。

幸野さんが抱えた葛藤は深い。新しい環境に入っても、定まらない心にどう根を下ろさせたらいいのかわからなかった。食欲が抑えられず、夜中の二時、三時まで食べ続け、食べ疲れと睡眠不足でフラフラになった。彼女は書く。

眠れなくて、眠る寸前までずっと食べ続けるの
そう、この不安を忘れたくて
自分と戦えなくて、そうしちゃう
弱い
だって私が悪いってわかってるから
みんな言い訳にしか聞こえなくて
誰も救ってくれなくて
一人ぼっちで
おかしくなっちゃう
みんな完璧な奴なんていないって

私みたいなのもいるよ
じゃないとみんな◎だもんね
×もあっていいよね、そんな存在に私はなってる
私の体はヘン
マヒしてる
そわそわしてる
またかかっちゃったよ
この病気、抜け出せない

「不安で、足下がガクガクしてるの」

幸野さんは東京に来てから本で〝摂食障害〟を初めて知り、自分が病気だということがわかった。

一年目に入院。専門の病棟のはずだったのに入院の効果があるとは思えず、費用も心配になって自主的に中途退院した。病院から直接、宮崎の母のもとに帰った。一日。二日。何もせず、家でじっとしていた。過食は止まらない。職場が恋しくなった。

（過食が止まらないなら、じっとしているよりも、働いていたほうが太らなくていい。忙しい土日に間に合うように帰らなきゃ）

職場は摂食障害に苦しむ幸野さんを温かく見守ってくれた。幸野さんも、なんとか立ち直ろうと懸命だった。早朝から深夜まで働き、過食し、嘔吐し、書いた。

自分をコントロールできなくて、あたしじゃない自分がこうしちゃうの
……ごめん、わかってる。けど、いいの
あたしだから
また明日からって言ってあるし
誰にも言えないじゃない
私の居場所、探してるの
いろいろ試してる中、やっとこの方法しかないと気付いた時
もう私の心は毒でいっぱいだった
死んじゃった私
あたしがまだここにいるのは気持ちだけ
ほんの微かな、大きな夢のため
いいの、できなくて。夢は持っときたいの
叶えられないとわかってても
ほんとごめんね

過食嘔吐が続き、精神的にも不安定で、理容室にやってくる顧客に笑顔が向けられない。先輩、後輩との人間関係をうまくとれない。苦しさに、負けそうになったこともある。

自分のこの癖がやめられない
もうどうにでもなって、
死んでしまいたいと思う
ごめんね、お母さん
一番、迷惑をかけた人
一番、心配してくれる人
一番、愛してくれる人に、
一番、悲しみを与えてしまう
そう自分の好きなことばかり
してる人は罰が来るんだよ　わかってるって
コントロールできなくて、＋か－にしか行けない
もうダメ、ごめん　さらっと忘れてね
お母さん

父親は同じ東京の空の下で店をもっている。日本一のタイトルを取った父はコンテストに行く

たび、必ず審査員席に座っている。でも修業中の身で、たびたびは訪ねていけない。いや、父の妻子との暮らしを、私が行ってあまり邪魔してはいけない……。

心の平安を保ち続けることは綱渡りだった。それでも仕事を続け、仲間たちと一緒に練習した。街に出てモデルとなってくれそうな人に声をかけ、夜、理容室で練習させてもらうのだった。

一昨年七月だった。理容文化フォトコンテストの「メンズ」部門で、幸野さんの作品が入賞した。技術の確かさが評価されたのだ。快挙だった。しかし本当に愛されているという「自分」に確信がない幸野さんには自信がもてない。

実はわたし寂しがり屋なの
人一倍不安なの
芯がなく足元ガクガクしてんの
基盤がないの
すぐ抜けちゃうの
けど、花はきれいになってて
みんなからはそう見えない
でもすぐ枯れちゃうの
すぐ散って腐敗する
貴方が行ってしまったあと、すぐ

実はわたしぶきっちょなの
人一倍できないの
やる気ないへこたれガクガクしてるの
根性ないの
すぐ泣いちゃうの
けど、最後はきれいに見えて
みんなからはそう見えない
でもすぐだめになっちゃうの
すぐやめて自爆する
貴方が行ってしまったあと、すぐ

この幸野さんの詩は「自我」が崩壊してしまった苦しさをとてもよく表現しています。摂食障害の人たちはみな、こういうふうに「芯がなく足元がガクガクして、基盤がない」と感じています。「私の居場所を探す」「死んじゃった私」「すぐ枯れちゃう」「すぐ散って腐敗する」「すぐやめて自爆する」などすべてが共有している感覚なのです。心に葛藤を抱えてしまった人の普遍的な感覚を見事にすくいあげていると思います。

彼女はこうして詩を書くことで、自分を表現していました。いつか誰かに、自分を理解してくれる人に伝えたい、そう願いながら書き続けたのです。書くという行為はやがて人につながっていくのだという希望を与えてくれます。その希望が癒しになるのです。詩を書くことは治癒につながるのです。治癒への道を自分で歩き出していたのです。

その一方でコンテストに入賞するなど実績を残していきました。練習を重ねていきました。それが「自我」の再構築なのです。心の痛みを詩で癒しながら、着実に自我の再構築もしていたのです。もうひとつ、ここで強調しておきたいことがあります。『髪・ing』の店の先輩、同僚の彼女を温かく見守る視線でした。過食嘔吐を夜中までしていた幸野さんは何度も遅刻をしたはずです。おそらくは欠勤もしたはずです。しかし、先輩たちはそんな幸野さんを理解してくれたのです。よき先輩に恵まれたからこそ幸野さんは仕事を続けられたのです。

そして幸野さんの「親代わり」になって、親の愛情を注いでくれたのがオーナーの田中トシオ先生でした。

「うれしー！　大きく叫べるよ」

何度も、辞めようとした。そのたびにオーナーの田中トシオ先生に諭された。すべてがうまくいかない。ある日、今度こそ本当に辞める決心をして荷物をまとめ、寮を出た。

携帯電話が鳴った。彼女が寮を出た、という連絡を店長から受けた田中先生からだった。留守電にして、幸野さんは電車に乗った。留守電に田中先生の声が入った。

「辞めるなら辞めてもいいから、一度は戻ってこい」

携帯電話は何度も、何度も鳴り続けた。根負けして幸野さんは電話に出て、一度、戻ることにした。

先生は幸野さんの顔を見るなり怒鳴りつけた。

「バカヤロー！　ようやくお前が立ち直ってきたと、俺は喜んでいたんだ。賞に入ってよかったと、これでお前はやっていけると喜んでいたんだ。俺はお前の父親代わりをしなければならないと思って、お前のことをずっと見守ってきたんだ。お前が食べたければ食べろよ。一口食べてダメなら二口にして、吐くのだって前よりは少しずつ収まってきたじゃないか。少しずつでも回数を減らしていけばいいじゃないか……」

田中先生は泣いていた。自分の気持ちが届かない無念さに震えていた。それはそっくり父親の言葉に聞こえた。そして母親の言葉にも聞こえた。いままで見失っていた父の愛情、母の愛情が、田中先生を通してはっきりと見えた。その瞬間、孤独に冷え切っていた幸野さんの心がほぐれ、傷口をふさぐような温かさで包まれた。

どこまでも見守っていく。お前を全部、まるごと引き受ける。そこに〝親〟に通じる真心があった。

幸野さんは深い息をした。締めつけられていた胸が開いて、初めて空気を吸ったように感じた。

「もう仕事を休まないと約束しろ」

幸野さんはこみ上げる感情にむせながら何度もうなずいていた。その喜びを書く。

今まで霧がかかってたような気がする。

今、心の中がはっきり見える、人がはっきり見える。

息がはっきり吸える。心の中に何もない。

うれしーーーーーーーー！！！

大きく叫べるよ！


その日から、幸野さんは世界が違って見えるようになった。ようやく安心できる心の居場所を見つけたのだった。過食したいという気持ちが、嘘のようにおさまった。過食したいと感じても、もう怖くはなかった。それから幸野さんが宮崎の母親に電話をするとき、聞くことが増えた。今までは聞けなかったこと――。

「お母さん、私のこと好き？」

母が答える。

「うん。だーい好きよ！」

「私もお母さん、大好き！」

この一、二年の間に幸野さんはいくつもの理容コンテストで入賞した。大会にはいつも審査員として来ている父の娘を見つめる視線がある。そして遠く宮崎で応援してくれている母。両親の愛情を身近に感じられることがうれしい。

幸野さんには夢がある。

「日南市に帰って店をやりたい。母と一緒の店じゃないんです。もうお母さんには仕事をやめてもらって、ゆっくり趣味だけに没頭してもらいたい。お母さんが大好きだから……」

この一年、幸野さんに過食の衝動はなくなった。拒食症、過食嘔吐は八年続いて治った。気がつけば、父と母の確かな愛があった。そして素晴らしい師との出会いがあった。『髪・ing』のスタッフの深い理解があった。――長い間にもつれた親子の情愛を解きほぐし、幸野さんは摂食障害から解放されたのだった。

こうして幸野さんは回復が難しいといわれる過食嘔吐から抜け出すことができました。回復した人たちはとても素晴らしい人間性を備えています。たくさんの優しさをたくさんの人に向けられるようになっています。もちろん、家族関係もそれまでとは比べられないほどにとても親密なものに変化するのです。

摂食障害からの回復は、はっきりいって簡単ではありません。でも、どうすれば治癒できるのか、そのポイントをおさえて対処していったならば、治せない病気ではありません。どうしたらいいか、そのヒントをここまでのドキュメントからも読みとることができるかと思います。

より具体的に知っていただくために、摂食障害を治す方法について述べていきます。

第4章
摂食障害を治すには
——心を癒す4つの方法——

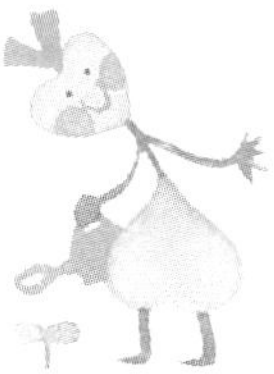

どうやって摂食障害を治していくのか、その方法を理解するにはまず摂食障害になる理由をはっきりと知らなくてはなりません。理由さえわかれば場合によっては一人でも治せるといってもいいくらいです。

当然、人によってその理由は違いますが、「心の傷」が起点になっているという根本的なところでは共通しています。また、治す方法も基本的には同じです。

摂食障害を治すためには、四つの方法を実践していきます。「心の傷」は極めて抽象的な問題なので、理解できる人にはとても簡単に理解できますが、わからない人にはなかなか難しい方法に映るかもしれません。

ただ一ついえることは、いま摂食障害になっている人ならばここに書いてあることはすんなりと理解できるはずだということです。

四つの方法は、家族の支援があればスムーズに運ぶことになります。家族のほかにもサポートをしてくれる人があればもっとうまくいきます。ぜひ家族やサポートをしてくれる人にも読んでもらい、なぜ、どんな理由でこの四つの方法をとれば摂食障害が治るのかをわかってもらうといいと思います。

1

「心の傷」と「愛情の枯渇」が摂食障害を招く

大脳のほぼ中心部に、視床下部といわれる部分があります。そこに「空腹中枢」「満腹中枢」があり、食欲をコントロールしています。脳の神経細胞の一つ一つはお互いに樹状突起といわれる〝触手〟を伸ばして結びつき、その先にシナプスと呼ばれる神経伝達構造を作って情報をやりとりしています。一つの神経細胞に八千個以上ものシナプスがあり、神経伝達物質をやりとりして情報交換や指示のやりとりをしているのです。

摂食障害というのは、その空腹中枢と満腹中枢の神経細胞が故障を起こした状態になると思えばいいでしょう。お腹が空いているはずなのに空腹になったから食べようという信号を出さず、あるいはお腹がいっぱいになっているのに「お腹いっぱいだから、もう食べないほうがいい」という指示が出せないのです。

ただそれだけならいいのですが、いくら食べようと思っても食欲中枢が「食べられない」という信号を出してしまったり、食べるのをやめようと思っても「食べたい、食べたい」と信号が神経伝達物質を通じて流れてしまうので、何かに衝《つ》き動かされるようにして自分の意志と反対のことをしてしまうのです。

ですから、食欲中枢が故障していない人と同じように食欲を感じなさいとか、自分の意志で食欲をコントロールしなさいといっても無理なのです。食欲中枢が故障してしまっているので、そこに意志を働かせようと思ってもできません。神経細胞が自分の意志とは反対の信号を出し続けてしまうのですから、意志が弱いか強いかという問題ではないのです。

食欲中枢の故障ですから、つい昨日まで「拒食症」だった人がいきなり「過食症」になることがよくあります。水がダムに大量に貯まっていてそれまでは下流に一滴の水も流さなかったのに、ダムが決壊したかのように大量に水を流す、それぐらい劇的に拒食から過食へと転換することがあるのです。

もしこれまでいわれているように「ダイエットが原因で拒食症になる」というふうに見るならば、拒食症から過食症へのこれほど急な転換は説明がつきません。

ここでもっとも強調したいのは、摂食障害は食欲中枢が故障する病気ですが「食欲」をコントロールできるようにと治療しようとすることは無意味だということです。なぜなら、食欲中枢は「心の傷」によって故障してしまったからなのです。たとえるなら自動車の冷却器に穴があいて水がなくなり、エンジンがオーバーヒートで故障して動かなくなってしまったとします。エンジンが動かないからといって、エンジンだけを修理すればすむでしょうか。確かにエンジンを積み替えれば問題は解決するように見えます。積み替えれば少しの間はエンジンは回るでしょうが、またオーバーヒートで故障するのは時間の問題です。冷却装置の水が空っぽになっていたことが原因でエンジンがオーバーヒートしたならば、冷却装置の穴をふさぐ修理をしなければ故障はいつまでたっても解決できないのです。

この冷却装置の故障にあたるのが「心の傷」であって、必要な「癒し」が得られなかったことが原因で「食」のトラブルになっていると考えるべきなのです。

ですから根本的な原因である「心の傷」を見つめなければ、いくら摂食障害の人の食生活を無理やりに変えるなどしても、それは本当の治療にはならないのです。

確かに食欲中枢の故障ですが、食欲中枢がうまく機能するように治そうとすることはあまり意味がなく、食欲中枢が壊れてしまったのは心の傷が原因だということをしっかりととらえて、そこを解決するような取り組みをしなければなりません。

「心に受けた傷に対して癒しを誰からも得られなかったために生きる希望をなくした」

それが原因だといったなら、摂食障害になって数年以内の人は「心の傷」がいくつも思い当たるはずです。しかし「どこで負った心の傷が原因」というほど単純なものではありません。最初の心の傷がもとで、その後たくさんの傷を積み重ねることになり、さらに親の愛情に過敏になることで結果的に親から抑圧を受けてしまい、それも作用して摂食障害が深まってしまうからです。

摂食障害になって十年以上になっている人は、原因が何かを探す手だてさえなくなっているかもしれません。摂食障害になったあとつらいことをたくさん経験しているので、自分を責める気持ちが強く、原因がどこにあるか自分でもわからなくなっているのです。

そして「心の傷は、癒すこともできた」といえば、患者の家族、特に母親は憤慨することでしょう。「私は深い愛情をもって育ててきたから癒しがなかったはずはない」と自信をもっている母親にとっては、とんだいいがかりと思うに違いありません。しかし、愛情とひと口にいっても単純なものではなく、人それぞれに異なる感受性やその人の環境、年齢によって心のありようにもいろいろな側面、要素があり、親が子供のためによかれと思ってしていることが逆に子供の首を絞めていることがあるのです。しかも、心の傷を癒すには一般的な愛情を注いでも解決できず、その傷をはっきりと意識して癒していかなければならないのです。

大脳の中心に位置する視床下部には、食欲中枢と「愛情」を感じる中枢が同居しています。心の傷によってこの中枢が過敏になり、たくさんの愛情を必要としているのに必要なだけ得られないとき、悲しさが募るあまり食欲中枢まで壊してしまいます。それが摂食障害の究極の原因なのです。どうして人よりもたくさんの愛情を必要とするようになるのか、それには深い理由があります。

2 摂食障害の起点は、幼少期の心の傷

些細なことで大きく傷つく心

拒食症になる人は、四歳から六歳までの間に、深く心に傷をつけられた経験があると私は見ています。

その傷が摂食障害の根本的な原因となっています。というのは幼児期に傷つけられた心が、その瞬間から心の痛みにとても敏感に反応する「繊細な心」に変化してしまい、そこを起点としてさまざまな局面で小さな傷や大きな傷を心に負いながら成長していくことになるからです。

あまりにも傷を負いやすくなってしまうので、二十歳前後になるころには心は傷だらけで幼児期に受けた心の傷が何だったのかさえ、思い出せなくなってしまうほどです。

それにしても、幼児期に受けた心の傷が最初のきっかけになることには違いないのです。ではどんなことが傷になるかというと、その場に居合わせた両親が忘れてしまうほどのごく些細なことだったり、大人にとっては日常的な小さな出来事だったりするので、癒してもらうべき両親から簡単に見落とされてしまいます。

いろいろなケースがあります。いくつか列挙してみましょう。

○夜、両親が夫婦喧嘩をしているのを布団の中で聞いた。（口喧嘩だけも含む）
○酒に酔った父親（または母親）が、酔った勢いで暴れるのを見た。
○たまたま実家で祖父母、あるいは親戚の人と両親が喧嘩をした。
○他人の交通事故、家族の交通事故を目の前で見てしまった。
○他人、あるいは家族が目の前で大ケガをした。
○家族か親族が、誰かに殴られるなど暴力をふるわれるところを見た。
○家族の誰かが病気、あるいは事故で死んだ。
○「頭が悪い」「ブスだ」「不格好だ」など自分のことを他人が悪い評価をした。
○両親からほめられた覚えはあまりなく、よく叱られていた。
○父親か母親、あるいは両親から叱られるとき頭や身体をよく叩かれた。
○父親の言葉遣いがとても悪く、ヤクザめいた怖い言葉をしばしば使っていた。
○両親から納戸に閉じこめられたり、外に出されるなどの体罰をよく受けた。

およそここに挙げたようなことを体験したり、これに類することをすぐ身近で見聞きすると、子供は信じられないほど大きなショックを受けることがあるのです。大人でもショックを受けるようなことならなおさら、感受性の鋭い子供は大人が想像もつかないほど強いショックを受けてしまいます。

なぜそんなショックを受けるかというと、幼児の脳の発達と深い関係があります。馬や羊の赤ちゃんは生まれて三十分もすれば立ち上がったり、走ったりしますが、人間の赤ちゃんは生後一年もたってようやく立ち上がるくらい成長がゆっくりです。人は三、四歳までは周囲を認識する力もそれほどありません。それ以後、急速に家族関係や自分の立場を理解できるようになります。そこを過ぎて七、八歳まで成長すれば、もし両親や家族から捨てられたとしても、ストリート・チルドレンとしてかっ払いをやってでも生きていけるだけの体力があります。

しかし、四～六歳の間は周囲を認識する力があり、それでいて一人で生きていけるほどの体力がありません。もしも家族に大きなトラブルがあったりすると自分は家族から捨てられ、そうなったら生きていけないと本能的な危機感を感じてしまうのです。ですから四歳から六歳の間は、精神的には最も危険な時期といえます。それでこの間の子供は、自分が安全に生き延びるためにも「いつまでも仲良しの家族であってほしい」という気持ちを強烈にもっているのです。

そのため心の傷つきやすさもこの幼児期には際立っていて、もし先に挙げたような喧嘩や事故、トラブル、自分への悪い評価を見たり、聞いたりしてしまうと、立ち直れないほどの大きな傷を心に受けてしまうことが多いのです。

驚愕《きょうがく》睡眠障害（夜驚症）という連夜「激しい夜泣き」をする病気があります。原因も治療法も不明といわれていますが、それもこうしたトラブルが原因です。五〜六歳で発症した驚愕睡眠障害が治らないまま成長して摂食障害になる人もおり、これは幼少期の心のトラブルをそのまま思春期まで持ち越して拒食症の原因になるケースと思われます。

でも、こうしたトラブルが幼少期にあったからといって必ず摂食障害になるわけではありません。その後のケアがよければ問題なく成長するのです。もしも傷つけたすぐ後に親が気づいたならば、原因となったトラブルで心配することは何もないことを丁寧に話して聞かせるだけで、たちまち傷を癒すことができます。

しかし、ほとんどの親は子供が傷ついたことを見過ごしてしまうのです。そうすると傷ついた子供の心は癒しを求めて親の愛情や家庭環境、友人関係などに極めて過敏な「繊細な心」を持つようになり、ますます傷を負いやすくなってしまうのです。

この傷ついた心はたくさんの愛情を必要とするようになるので、結果として普通に親が可愛がるくらいではとても足りないほど「愛情の枯渇」に見舞われることになるのです。

摂食障害のそもそもの原因は、ほぼすべての人が幼少期に心の傷をつけられているところにあるということをぜひ心に留めておいてください。

摂食障害を発症するプロセス

乳児期

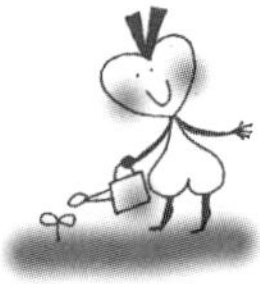

どの子も親の愛情を
受けて育つ

幼児期

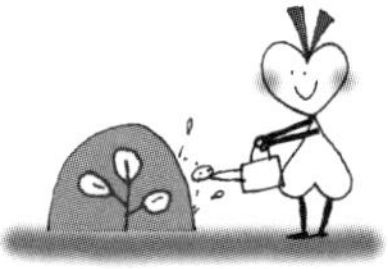

両親の夫婦喧嘩や、家族間の
トラブルなどがきっかけで、
心を閉ざしてしまう。

心を閉ざすことなく成長する。

学齢期

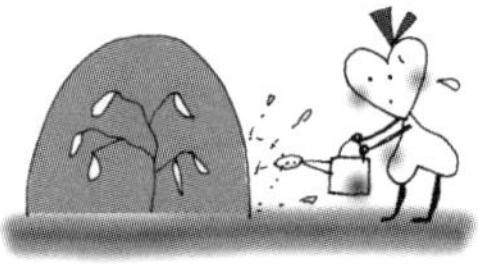

親から愛情が受けられないの
で「自我」が育たない。勉強
・運動などに精を出して、そ
れが表面化しないことも多い。

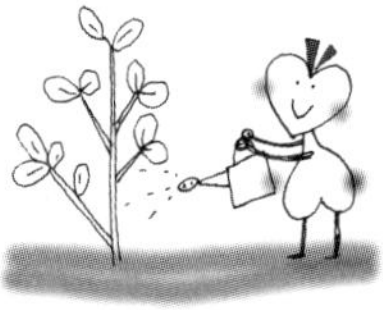

親から愛情を受け取ることで
「自我」を育み、自分を正し
く評価でき自信も生まれる。

青年期

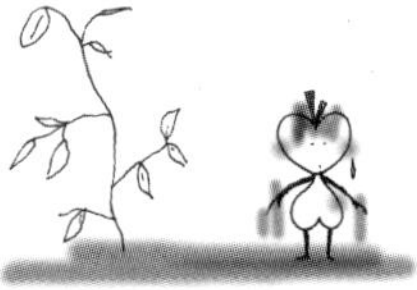

「自我」が育たないことで心
の「欠落感」が次第に大きく
なり、摂食障害を発症する。

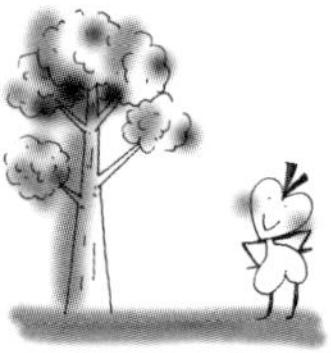

「自我」が大きく育ち、自立
して前向きに生きていく自信
となる。

3

摂食障害を治す

ここに初めて提唱する摂食障害の治療法

摂食障害の治療にあたっては、よほど身体が深刻な状態でなければ拒食症も過食症も過食嘔吐も何をどう「食べる」かについて、まったくこだわる必要はありません。何を食べられたかとか、食べ過ぎたかなど、細かく気にすることはないのです。

それまでうまく食べられない状態でいたとしても、誰よりも本人が苦しんでおり、心の中ではいつも早く治りたいと願っています。そしてどうしなければならないのかも、よくわかっています。食べ方の指導など受けなくても、自分の力で食事を普通に戻せるのです。

食べられない、食べ過ぎるというのは、表面的に出てきた現象でしかないので、その現象をいくら追いかけても治療にはつながらないのです。

そこで摂食障害を根本的に治すためには、摂食障害になった原因をきちんとつきとめて、その苦しみを取り除くようにします。

それは「心の傷」を癒すことです。そして心の傷を抱えてきたために思春期にうまく作ることができなかった「自我の確立」をすること、それが摂食障害の治癒になるのです。

摂食障害を治す方法は、次の四つに集約できると私は思っています。

1 「心の傷」を癒す
2 親の愛情を受け直す
3 「自我」の再構築をする
4 親から謝罪を受ける

この四つをひとつひとつ、丁寧に見ていくのです。最初の三つは同時に並行して行うことができますが、最後の「親の謝罪」は両親の性格や、家庭環境によって実現できる人とそうでない人がいてもやむを得ません。理想的にいえば親からの謝罪はぜひ必要ですが、当面の摂食障害から抜け出すためには絶対になければならないというものではありません。

一番目の「心の傷」を癒していく方法ですが、まずは何が傷になっているかを慎重に探ることがとても大事なことで、探り当てることそのものが治療になります。

これは治療をする人と、本人とが話しながら見つけていくのが基本です。治療をする人は、人の心の痛みを理解できる人であれば、必ずしも摂食障害治療の専門家でなくてもいいように思います。

治療するときに、急ぐ気持ちはわかりますが性急に事を運ぼうと思わないでください。間違いを起こしやすいからです。原因は何か、と急いで探そうとすると、原因らしきものが一つ見つかっただけで「この傷が原因だった」と決めつけて、ほかの理由を考えなくなってしまいます。ところが、心の傷が一つだけということはほとんどありません。

あくまでも四～六歳のときに受けた心の傷が起点となって、そこから過敏な繊細さを持った心がさまざまな場面で傷を受け続けています。まずは大本になっている傷をはっきりと確かめるべきです。その後、無数に傷を受けてきたともいえるわけですが、そのひとつひとつがすべて摂食障害に影響していると考えたほうがいいでしょう。

また、傷を癒すためには普通の子より親の愛情をより深く必要とするのですが、それがうまく与えられてこなかったということから、子供の側からすると必ずしも円満な親子関係になっていません。本人が意識していなくても、親に対する恨みがあるのです。つまり不毛な親子関係で苦しめられた、ということに対しても癒しが必要なのです。

精いっぱいに子供を可愛がってきた親にすれば、そんな指摘を受けることははなはだ不本意に違いないのですが、子供が摂食障害になっているという現実がある限り、子供に対しては必要な癒しが与えられなかったと認めてもらうほかはないのです。

二番目の「親の愛情を受け直す」には、実の親から受け直してもいいですが、ほとんどの場合は無理のように思います。

自分の愛情は足りなかった、とすぐに反省する親はほとんどいません。むしろ普通より愛情深く育てたはずというはずです。それは親が悪いということではなくて、「心の傷」の存在がわかりにくいという意味で仕方がなかったことなのです。

そこで実の親の育て方がよかったか、悪かったかということは一時横に置いて、親の愛情の受け直しには、誰かほかの人に親代わりになってもらう方法をとります。それが治療の早道です。

実の親ではない人に親代わりになってもらい、その人の生き方、考え方を軸にして自分を理解してもらったり、自分を見つめ直していくのです。この場合、愛情を受けるとは可愛がってもらうということではなくて「理解してもらい、応援する気持ちをもらう」ということです。後の項でその方法に触れます。

三番目の「自我の再構築」がなぜ必要かというと、「心の傷」を受けた子はその傷の痛みをかばおうとして、周囲の評価をとても気にするようになってしまいます。自我というものは、自分をほめてもらい、自信をもったところでしか育っていきません。

無意識のうちに心の傷が根本的なところで自信喪失にさせていますから、どんなにりっぱな実績があっても自信はつきませんし、自我も育っていかないのです。思春期になると自我が育ってないことに恐怖感さえ感じます。もし自我があるとしても、とても弱々しいものしかありません。それは本当の自分の姿ではないのです。

そこで自我を土台から作り直す、という気持ちを持つことが必要になるのです。

四番目の「親から心からの謝罪を受ける」も、とても大事なことです。親にそのつもりがなかったとしても、子供は十年かあるいはそれ以上、苦しめられてきたのです。そして子供の中の消し去りがたい痛みには、親に対する不満も深く刻まれています。

どれほど理解者が現れて癒されていったとしても、究極のところ、子供が最も癒してもらいたい相手は親なのです。親から「悪かったね」と心から謝罪を受けたとき、子供は心の傷のすべてが癒されるといってもいいでしょう。

本当は親からの謝罪を受けない間は究極の癒しがあったとはいえませんが、親からの謝罪を受けなくても摂食障害は治ります。

ここに述べた方法を実践して摂食障害を治し「お母さん、いままでうまく説明できなかったけど、私はこんなふうにつらかったんだよ」と静かにいったなら、その時になって謝罪の言葉が聞かれるかもしれません。でも、親の謝罪を求めるのは急がないことにしましょう。私は思うのです。もし摂食障害を克服できたならば、親が亡くなるほんの少し前にせよ親に対して心から感謝の気持ちを持てるはずです。その時に感謝の気持ちを口に出してみましょう。その気持ちが届いたなら、こちらから求めなくても親から謝罪の言葉が返ってくるのではないでしょうか。親は子供が大切ですし、子供には親が大切です。それなのに悲しい行き違いが起こるところに心の病気が始まるのです。

では、四つの方法について詳しく見ていくことにしましょう。

【方法その1】「心の傷」を癒す

――傷の原点を探す――

心の傷を癒す、それはどんなことでしょうか。

こんな話を聞いたことがあります。

「イジメられた子を救うのは、イジメっ子に仕返しをしたり、罰を与えることではない。イジメられた子のもとへ一人でも二人でも友達が集まって、どんなふうに仕返しをしようかと、相談をすることだ。イジメられた子のために友人が知恵を絞ってなんとかしようと心を砕く行為そのものが癒しになる。実際に仕返しをしなくても、自分には助けてくれる仲間がいるのだと確認できただけで、その子はイジメられた痛みを忘れることができる」

まさにこれが心の傷を癒す方法そのものなのです。

心をひとつにして戦おうとする仲間が、傷ついた心を助けます。それは「共感」を与えることであり、「愛情」を与えることでもあるのです。

その助けをずっと得られなかった状況がずっと続くときに寂しい心が摂食障害にすると考えてください。ですから摂食障害になった人は望んだだけの共感を受けられなかった、愛情を受けることができなかった、といえるのです。

摂食障害になるときには心を閉ざし始めています。本当の原因を探り当てることは、ほとんどの場合、つらいことです。ずっと共感を得ることができなかった無惨な傷口を見たくはないのです。それで本人も楽になりたくて、無意識に本当の原因を忘れてしまうことがあります。本質的な原因ではない軽い傷を「これが原因だ」とわざと思い込んでしまうこともあります。

そこで心の傷を癒していくためには、いくつか注意しなければならないことがあります。

まずは時間をかけて、ゆっくりと昔のことを思い出していきます。その時には、精神的に安全な環境であることが望ましいでしょう。多くの場合、本人は親から抑圧感を感じていますので、親の前では本当のことはいえませんし、傷をさらすことはできません。

傷を思い出すということは、心を開くということですから、すぐに断定的に決めつける人を相手にしたり、話す時間が限られているような場では、当然ながら話しにくくなります。絶対に共感してくれそうもない、とわかっている人に傷を話すことはあり得ません。

どんな心の傷であれ、理解されていけば傷は少しずつ癒えていくのです。これまで誰もわかってくれなかったために、傷のまま残ってしまったのです。あるいは聞いてくれそうな人に出会えずに、話す機会がなかったのです。もしも、聞いてくれた相手が共感してくれなかったなら、もっと深い傷になってしまうこともあります。ですから、本人は話すことに対してとても慎重になっています。

しかし、この人なら必ず共感してくれると信じられた場合には、きっと仲間となって助けてくれるはずなので話したくてたまらなくなるのです。

そこを踏まえて、精神的に安心して話せる環境を作ることが大事になります。「心の傷」とは理解してくれない人には絶対に話したくないことだが、理解してくれる人には何時間でも何日でも話し続けたいことなのだ、ということをよく知っておいてください。

何度でも確かめておきたいのですが、心の傷は痛みをきちんと理解してくれる人に話を聞いてもらい、共感してもらうだけで癒えていきます。つまり摂食障害を治すには、摂食障害になったのは心に傷を受けたことが原因だということを治療をする人と本人の共通認識にしておかなければ、話になりません。心の傷を治療する人と本人が一緒になって探すとき、それが癒しの行為そのものとなります。

摂食障害の人は、話しながらよく泣きます。共感してくれる人に出会えると、蘇った傷の痛みやわかってもらえたうれしさで泣けてくるのです。泣いて泣いて、涙をたくさん流せば流すほど、その涙が薬となって心の傷を癒してくれます。

治療をする人と本人が心を合わせて、互いに共感しながら傷を受けた過去まで遡《さかのぼ》っていく旅をするのです。もし摂食障害の人が同じ話を繰り返したなら、何度でも飽きずに同じ話を聞きましょう。

その人の心が弱いから傷ついたのではありません。繰り返しますが大きな原因があってその原因を起点にナイーブな心を持ってしまったので、どんな小さなことで傷ついていたとしても、決して軽く見ないでほしいのです。

へたに勇気づけることはマイナスですし、アドバイスをする必要も一切、ありません。摂食障害の人たちは、アドバイスも勇気づけも望んではいないのです。心の傷をはっきりさせて「それはつらい体験だった。大変なことだった」と心から共に痛みを感じてもらえるだけで癒されるのです。

心に傷を受けた原因を知ることが大事なのですが、その時にどうすれば傷を受けないですんだかというものではありません。心の中に巣くった「癌」を摘出手術しようという勢いの原因探しではなく、「どこで傷を受けたのか」ということを第三者と力を合わせて探そうとする行為そのものが治療なのです。

はっきりいえば摂食障害になる人はその人の周囲に「自分を理解してくれる人」が1人もいなかったのです。とても優しく愛情豊かな親がいる、親しい友人がいる、深く愛し合っている恋人がいる、そういう場合でも残念ながら本人の心が要求しているほどには誰も「理解していない」という状態なのです。

摂食障害の渦中にある人は必ず「孤独」です。どんなに大家族の中にいても、真っ暗闇の中にいてどこにも光が差していない、方向感覚さえ失うほどの孤独を抱えているのです。親や友人との関係がうまくいっているように見える場合には、繊細になった心がそれ以上の傷を受けることを恐れて「自分にとって素晴らしい親だ」「素晴らしい恋人だ」と無理に思い込もうと努力しているだけなのです。

この孤独感を決して軽く考えないでください。心の傷を癒すということは、この「孤独感」を取り除くことなのです。傷を理解し、傷の痛みを共有する人が出てくることで、その傷は自分だけのものではなくなって孤独から解放されるのです。

ずっと一緒に暮らしている親だからといって、簡単にできることではありません。もし痛みが理解できなかったとしても、それをわかってあげよう、難しくても理解していこう、そういう姿勢を持つことが治療の第一歩なのだということを肝に銘じていただきたいと思います。


さて、心の傷を探すことそのものが癒しになると述べましたが、まったく手がかりがなければ傷を探し出せません。そこでどういうことが心の傷になっていくか、そのヒントとなる要素を挙げていきます。

もしも発端となる四～六歳のころの傷がなかったとすれば、その後、傷にしなくてもすませられたようなことが、いくつも傷になっているのです。どこの家庭にでもあるようなちょっとしたトラブルでも、繊細な心を持ってしまった子にとってはますます傷を重ねていく要因になることがあります。

最終的には、そもそもの発端となった傷を探し当てることが大切です。そこを意識しながら、ここに挙げるその後の傷になりやすい事柄についても丹念に考えていきます。それぞれ心の傷を深めてしまう典型的な例ですので、いくつも重なっている人もいるでしょう。あるいはぴったりとはあてはまらないまでも、どんな要素が心を苦しくさせてきたかを考えていくときの手がかりにはなるはずです。

心を癒すための方法として、ここまでどんな傷を負ってきたのか、注意深く考えていきましょう。

両親の関係

子供にとって、父親と母親が深く愛し合っていることぐらい心の安定に重要なものはありません。心に傷を受けたとしても、互いに愛し合っている両親からたっぷりの時間と手間をかけて愛情を注がれたならば、傷が癒えることがあります。

しかし、現実に生活をしていく中でいつも夫と妻が尊敬し合い愛し合うのは、なかなか難しいものです。

いろんな形はあるでしょうが父親よりも母親の立場が強く、母がいつも父を見下しているような家庭では、子供は不安になります。たとえば、父と母の学歴や家柄を比べたときに母側のほうがりっぱだった場合、つい母が父に強い態度で出ることがあります。あるいは父が婿《むこ》であるために、母にどことなく遠慮していたりすることもあるでしょう。表面的に母が父を持ち上げていたとしても、お腹の中で軽く見ていればそれとなく子供にもわかるものです。

しかし、その反対に両親の仲が多少悪くても夫婦が夫唱婦随の考えを強く持っている場合には、子供が摂食障害になる率は比較的に低いような印象を受けます。

一つにはその家庭内では父親が強いので両親の〝覇権争い〟がなく、精神的には安定しているからでしょう。

もう一つは世の中は夫唱婦随が一般的でさまざまな場面で男尊女卑的な面を目にしますから、世間の価値観と家庭の価値観が一致していると子供の目から家族関係が安定して見えるのです。

子供にとって家族関係が安定して映るとそれだけでも安心感があるのです。

一見、仲が良さそうな夫婦でも、母親が夫のいない留守に娘に向かってこんなふうにいったらどうでしょうか。

「結婚した相手が嫌いになったら、いつでも離婚できるように何か職業を持っていたほうがいい。ただのOLだと会社を辞めたらあとはパートでもやるしかないから、何か資格を持っていたほうがいいよ。……お母さんなんか資格も何もないからどうにもならない」

夫婦喧嘩はしていなくても、心の底からお父さんを愛しているわけではないのかな、と思ってしまいます。そうした両親の間の心の溝を、うっすらと感じるだけでも、時として子供は耐え難いほどにつらくなってしまうのです。


家族のトラブルは幼少期の心を傷つけやすいものですが、子供にとっては両親に仲良くしてほしいという願いは本能にインプットされているものです。

食欲、性欲と合わせて、「集団欲」が人間の三大欲望といわれています。大脳の視床下部にある神経核でコントロールされている本能で、集団欲はメダカや狼が群れるような集団欲ではなく、それこそが「共感したい」とか「愛し、愛されたい」と願う本能の中枢なのです。家族みんなが仲良しでなければ、自分の生存すら脅かされます。仲良く共感していれば、自分も安全ですし、楽しく生きられます。

この集団欲（共感したいと感じる気持ち）をコントロールしている神経核と、食欲中枢の神経核は極めて接近しています。そのために集団欲の神経核が傷んで暴走してしまうと、食欲中枢までコントロール不能に陥ることがあるのです。男性よりも女性のほうが両者の神経核がごく接近しているため、食欲中枢が壊れやすいのは女性で、そのために女性の拒食症患者が多いのです。

いつも父親の帰宅が遅く、母親がそれをまったく気にしないような場合も子供は不安になります。そして父親は父親で土曜、日曜ともずっと寝ているような状態だと、家族の交流がほとんどありません。夫も妻もそんなものだと思ったとしても、子供は満足できません。家族みんなが共感できて、仲良しなんだと確認したい気持ちでいっぱいなのです。

両親が夫婦喧嘩をしていなくても、父親か母親が浮気をしているのではないか、こっそり不倫をしているのではないか、そこまで行かなくても好きな人がほかにいるのではないか、と疑わせるようなことがあっただけでも子供はとても不安になります。

自分の家庭は崩壊寸前なのではないか、繊細で感じやすくなっている心にそんな疑念や不安が少しずつ降り積もっていくと、次第に拒食症の発症が近づいていきます。

夫婦は時に喧嘩をするものの、仲直りするのも早いものです。言葉の勢いで、互いに罵《ののし》り合うこともあるでしょう。子供を味方につけようとして、相手の悪口を勢いでいってしまうかもしれません。

しかし、子供からすると父と母の二人がいなければ、自分は生まれてはこなかったのです。子供にとっては自分が公平であろうとすればするほど、両親とも同じぐらいに大好きな存在なのです。それが母であれ父であれ、一方の親が悪くいわれることは、耐えられないほどつらいことです。それを聞かされれば聞かされるほど子供は自分の存在まで否定されているように感じてしまうのです。繊細になっていなければ右から左に聞き流せるようなことでも、繊細な心はそんなひとつひとつの両親の心の棘を受け止めてしまい、自分の痛みとしてためてしまうのです。

子供に刷り込まれる期待

子供の将来に期待しない親はいないといってもいいでしょう。ただし、あまりにも大きな期待をかけすぎると、子供の心に大ケガを負わせてしまうことがあります。

親の期待はもっぱら、子供に対する教育や薫陶として子供に伝わります。

「大きくなったら、医者になりなさい」

「大きくなったら、弁護士になりなさい」

こんなふうに物心もつかないうちから、子供にいい聞かせる親がよくいます。心に傷を負っていない子供には普通に受け止めることができるでしょう。それが繊細な心になっている子に対しては、たとえそれがどんなに高尚な理由だったとしても、大きすぎるプレッシャーとなってのしかかることになります。

幼い子供は、親の期待に応えようとします。それが傷を受けたことが原因で繊細な心になってしまっている子の場合には、そうしないと何かとてつもなく大変な不幸に襲われる、というくらいに受け止めてしまいます。自分でもぜひ親の期待を実現しなければならないと思い込んで、懸命に努力します。

心の傷を持っていると心の底からの自信が持てないので「自我」がうまく育たないのです。いつも親に仲良くしてほしいとか、親の期待に応えようと、親に対する意識が普通の子よりも強いのです。親から可愛がってもらうことで自分の傷を癒したいという気持ちが働き、常に親の期待に応えようと努力するのが習慣になり、結果として「親のための自分」はいても「自分のための自分」であるところの自我が育たないのです。

ですから、努力していって十代後半になったとき、もし目標の大学に入れないとか、自分の学力では目標の職業は無理のようだとなったとき、とてつもない反動がきます。そもそも心の中に「親に期待される自分」しかないのですから、その期待に添えなくなったときの自分はたちまち「無」になってしまうのです。

「自分でもなるとばかり思い込んでいた○○になれないとしたら、自分はどう生きていけばいいのだろう」

自分がどう生きていいかわからない、その不安感は考えられないほど大きなものです。

そこまで育ててくるべき「自我」が心の中にはないので、自分のすべてが「無」になったように感じてしまうのです。そうなった段階で親に「やっぱりお前の好きなように生きていい」といわれても、「自分の好きなこと」などどこにも見つけられません。自分の半生を失ってしまった喪失感にとらわれますが、なぜそれほどの喪失感に襲われなければならないのかさえ、わからなくなってしまうのです。

あまりの苦しさに、そういう「将来の展望」や「期待」を植えつけた親を恨む気持ちでいっぱいになることもあります。親としてみれば子供に対してよかれと思って、善意で期待しただけですが、子供にとってはその期待に応えようと努力した時間が、取り返しのつかない無駄な時間になってしまうわけです。

たとえば子供のころから医者になるものだと思って思春期を過ごしてきた人が、国立大学の医学部は無理、私立大の医学部に行くには学費がないとなったとき、簡単に自分の生きる道を見失ってしまいます。自分が空虚になったように感じて、前に進むことができません。気持ちを立て直せないまま、拒食症を発症することがあります。


ここに紹介したドキュメントの女性は、親にいわれるまま薬剤師になりました。このケースでは目標の職業に就けたのに、なぜ摂食障害を発症したのかと疑問に思われるかもしれません。しかし、この女性も「自我」の欠落に気づいて喪失感に襲われたという点ではまったく同じことだったのです。目標の職業を目指したのは、親の期待に応えるためでした。自分にはそういう動機はまるでなかったのです。そこを目指して努力しながらも、まったく自我を育ててはこなかったわけです。ですからその間、やりがいもなければ、達成感もなく、自我を育てることもできませんでした。

目標に到達したら何かがあるに違いない、そんな気持ちはあったでしょう。目標に届いたならば、心の傷からくる孤独感も一気に消えて、幸せな気分を味わうに違いないと信じたかったのです。でも、就職したとたんに「自我」がまったく育っていないことに気づいて一層、絶望的な喪失感を味わうことになったのでした。

いま摂食障害の渦中にいる女性からこんな話を聞きました。

大手企業に就職してそこで素敵な男性を見つけて結婚し、寿退社をする、という人生設計を描いて思春期を過ごしたそうです。そんな両親のアドバイスがあったわけですが、両親はよかれと思って「将来の展望」を早くから子供に話したのでしょう。この女性は心の傷を受けていたために、無意識のうちに親のためにもそうしなければならないと思い込んでしまいました。

実際に超大手の有名企業に入社しました。ところが、周囲の男性は自分の理想からかけ離れた人ばかりだったのです。自分の学歴自慢、仕事自慢のギラギラした男性か、あるいは学歴コンプレックスで覇気のない男性しか見当たらず、数年もしないうちに結婚の夢はしぼんでしまいました。あきらめの気持ちと同時に拒食症が始まったのです。

思春期にひとつの大目標を掲げて、そこに一直線に進むような生き方は潔いのですが、心に傷を受けている人はまったく自我の形成ができないまま、傷の癒しの代償行為として不毛な努力を続けてしまうので、ある瞬間に絶望的な喪失感を味わうことになるのです。それまで走ってきた人生が自分自身が否定されたように感じますが、その時には何が原因でそうなったのか、思い当たらないまま苦しんでしまうのです。

むしろ二十歳前後まで目標に向かって一直線に走り続けたような人は、人から高い評価を受けるような成績や実績を残していることが多いので、その実績が癒しの代償行為でしかなかったということが見えにくくなってしまいます。まして四～六歳のころに精神的なショックを受けたことが根本的な原因だとは考えにくいので、そこまで遡って傷を調べようとなどと誰も思わないのです。

摂食障害に限らず、引きこもりにしても、ほかの依存症にしても、心の傷には原点があるということに関して大きな共通点があると私は見ています。

言葉に出さなければ伝わらない親の愛情

子供は父親からも母親からも「大好きだよ」「とっても可愛いよ」「とっても大事だよ」「とってもいい子だよ」と言葉に出して、何度も何度もいってほしいといつも思っています。

おそらく今の四十代以上の大人で、そんなふうに育てられた人はいません。すると自分も平気で愛情をかけない子育てをすることになるのです。よく聞く言葉です。

「親が子供のことを愛していることぐらい当たり前でしょう。だから、そんなことをわざわざいわなくても子供には通じていると思っていた」

そうではないのです。言葉にして伝えなければ愛情は伝わりませんし、たくさん抱いたり背負ったり、身体をこすり合わせるような関係がなければ愛情は伝わらないのです。

いま恋愛結婚が主流ですが「君のことを心から愛している。結婚してほしい」「私も愛しています」という大恋愛の末のカップルはごく少数のように思います。なんとなく友達関係から発展して交際し、適齢期になったのでなんとなく結婚。とうとう熱烈な愛の気持ちの交換はしないまだった、という場合が少なくありません。日本人は恋人同士にせよ、親子関係にせよ、伝統的に愛情表現がとても苦手な国民性なのだと思います。

それでまったく子供に愛情のこもった言葉かけをしないまま、子育てをしていることがよくあります。

ともすると子供にかける言葉は「早く起きなさい」から始まって「早く食べなさい」「早く学校へ行きなさい」と急がせる言葉ばかりになってしまいます。学校のテストでいい点をとっても、自分がほめられた経験のない親はなかなかほめることができません。間違ったところを指摘して「次は百点取りなさい」と励ましたりしても、子供は愛情をかけられたようには思えません。

もし一日のうちに十回くらいも両親が「可愛いね」とか「いい子だね」とか「よくできたね」と何につけほめたり、家事を手伝ってもらったら一回ごとに「ありがとう」と声をかけていたら、それだけでも傷ついた子には大きな癒しになっていくのです。

そんな言葉に出した愛情表現がない子育ては今は普通かもしれませんが、心に傷を受けたことのある子にとっては、そういう家庭で暮らすこと自体、苦痛になるのです。

もしも夫婦がふだんから互いに相手をほめる言葉を出して、それを子供に聞かせていたなら子供はどれほど安心するでしょうか。さらにそんな両親が、どの子供に対してもまんべんなく言葉に出してほめて、一日に何度となくいい気持ちにさせていたらどんどん心が癒されて豊かになっていくのです。それこそが愛情というもので、ただ心に思っているだけの愛情はまったく伝わりませんし、愛情がないのと同じです。

心は鏡のようなもので自分から先に言葉に出せば、相手の心にも同じように映ります。

「どうもありがとう。いい子だね」

何につけ母親がそんなふうに言葉に出していくと、子供からも自然に、

「どうもありがとう、お母さん、大好き」

と言葉が返ってきます。家族がお互いにそういう関係になることができます。まずは母親からでも、父親からでも、誰かが口火を切って家族をほめたり、感謝の言葉を出す習慣をつけていったなら、家族中の雰囲気が温かくなり、癒しの家となるのです。

恥ずかしいといって、優しい言葉を口に出していないと、心の傷ついた子にとっては家庭が針のムシロのように刺々しく感じてしまうこともあるのです。そんな家庭で育って摂食障害になっていたとするなら、長年、優しさの感じられない家庭環境にずっと心を痛めてきたということもできるでしょう。

「つらい」時に自分を責めるプログラムが働く

人は事故などで突然の大災難に出あうと、自分を責めるようにプログラムされています。

たとえば誰かに傷つけられて大ケガを負ったりすると、相手のほうが悪かったとしてもつい自

分を責めてしまうものなのです。それはどうやら生物が進化する過程で組み込まれたプログラムのようです。

「狸寝入り」という言葉をご存じだと思います。猟師が鉄砲で狸を撃つ。狸がひっくり返ったのでてっきり弾が当たったと思った猟師がそれを持って帰ろうとすると、途中で狸が暴れ出して逃げ出してしまうということから出た諺《ことわざ》です。でも狸は騙すために寝たふりをしていたのではありません。狸は鉄砲の音にビックリして、弾が当たっていなくても失神してしまったのです。

動物はネズミでも、ウサギでも、鷹や大型の獣に食われることがよくあります。その時に死の苦しみや大きな痛みを感じなくてすむように、鷹の爪にかかっただけで失神してしまったり、大ケガをしたときには痛みを感じなくなるように、脳がプログラムされているのです。

これは人間でも同じことです。大ケガをすると痛みがないといいますが、精神的なダメージでも同じで、その瞬間、大きな痛みを感じないことがあります。ですから相手を責めたりもしません。むしろ、自分を責めるようになります。

摂食障害になる人も、幼児期に受けた心の傷に対して、自分が傷ついているのは自分が悪いからだと思い込んでいることがよくあります。それを信じてしまうとどこにも原因がないのに摂食障害になった、ということになって出口を見つけにくくなってしまいます。

仲のいい友達などにちょっとかまわれたりすると、怒ったり、仕返しをしたり、喧嘩になったりします。泣いたり、泣かされたりする、よくある兄弟喧嘩もそうです。

ところが、ちょっとやそっとではなく、精神的に大きなショックを受けると、ショックを与えた人に対して攻撃的になるより、まずは自分自身を責めてしまうのです。

そもそもの大きな原因となる心の傷を幼年期に受けたとき、ほとんどの人は怒りをその相手に向けずに自分自身を責めてしまいます。それから心は異常なほどに繊細となっていきますが、それ以後、何につけ傷つけられるたびに自分を責めてしまうことが多いのです。

たとえば学校で強烈なイジメにあった生徒が、まったく自分に悪いところはないのに「自分にも落ち度があったのではないか」と考えてしまったりするのです。あまりにも理不尽すぎるイジメでも、相手が悪いという気持ちになれなくなってしまうのです。

イジメをするのに慣れた側もそうしたメカニズムを体得してしまい、ちょっとやそっとではない強烈なイジメをするので逆にイジメが隠されてしまうのです。余談ですが、暴利をむさぼる悪徳サラ金では「顧客をペットを叱るように頭ごなしに叱れ」という教育をします。客はそのサラ金業者が不当だと気づいているのに、あまりにも常識はずれの強烈な対応につい従順に従ってしまうというわけです。

この「自分を責めるプログラム」が家庭の中や、日常的な場面でも働いていると考えてください。つまり「つらい」ことがあると子供はいつでもそれを「自分のせいだ」と考えてしまうのです。親に原因があったとしても、親を責める気になれないのです。

夜中に自分が布団に入っているとき、両親が夫婦喧嘩を始めてしまったとします。その原因が何であったとしても、子供は両親の不仲をとても心配します。その心配の程度ははとんどの場合、大人が思っているものの何倍も強いのです。そして子供は無意識のうちに思うのです。

「自分が悪かったからお父さんとお母さんが喧嘩しているのではないか」

あるいはもう少しこの気持ちが強くなると、すぐにこんなふうに思ってしまうのです。

「自分なんか生まれてこなければよかったんだ」

極端なように思えるかもしれませんが、子供はほんのちょっとしたことでもここまでの絶望的な境地に追いつめられてしまうものなのです。まったく無関係のことでも自分自身に責任を感じてしまうのです。こんなふうに考える子供はちょっとナイーブすぎると思わないでください。幼年期の心の繊細さというのは大人の常識では測れないほどにもろく、それだけ傷つきやすい存在なのです。

いうまでもなくこんなふうに傷つくことが重なれば重なるほど、どんどん拒食症へと近づいていくことになります。

「私の家庭には何の問題もなく、摂食障害になりそうな原因はまったく思い当たらない」

そんなふうに話すときは、必ず見当違いに自分自身を責めているときだと思ってください。

引っ越しが「自我」の不在を表面化させる

家族での引っ越しが、繊細な心を持つ子に「自我」ができていないことを気づかせるきっかけになることがあります。

ただでさえ心に傷を持つ子は、自分に自信をなくして周囲に気を遣いすぎるあまり、自我形成が難しくなっています。そこに引っ越しが重なると、幼いながらも周囲の友人たちに認められてきた「自分」が引っ越していった先では「ゼロ」になってしまうのです。

――クラスの友達から信頼されていた。クラスの中でいつも目立っていた。絶対に自分を裏切らない親友がいた。先生から特別に目をかけられていた。近所にとても優しいおじいさんがいて、何かと可愛がってくれた。隣のおばさんが自分の子供のように私を信頼してくれた。

そういうふうに友人や近所の人から「信頼されている自分」は、引っ越したというだけでいきなり終わってゼロからのやり直しとなってしまいます。

子供の社会にも、それなりのポジションがあります。どんなに仲間の信頼を集める立場だったとしても、引っ越した先では誰も証明してくれる人がいませんから、ゼロから自分の立場を作ることになります。引っ越した先で新しい仲間と接点を持った時点で、軽い「自我の崩壊」を味わうことになるのです。

引っ越す前のところでは、一番だったかもしれませんが、ひょっとしたら頑張りそこねて二番手、三番手のポジションに下がってしまうかもしれません。いや、しばらくの間は新参者として「番外」のままかもしれません。

もし引っ越した先でなかなか思うような人間関係を作れないと、前の「信頼される自分」像に疑問がでてきてしまいます。

——もともと自分は人から信頼されるものなど、何も持ち合わせていなかったのではないか？

実は心に傷を持つ子は「自我」が育ちにくいので、たとえ優秀な成績などで評価されていたとしても本当の自信にはなっていないのです。自我が育っているように思えたとしても、地に根を下ろした自我にはちゃんと育ってはいません。それまでどんなに一生懸命に元気な自分、自信のある自分を演出していたとしても、心の隅にはすきま風が吹いて「自我」が育っていない不安をうっすらと感じていたはずです。その不安が引っ越しを契機に、いきなり表面化するのです。

するとなかなか引っ越し前と同じように元気な自分を演出することが難しくなります。それでますますこれまでの自分は「薄っぺらな人間だった」と自己嫌悪に陥り、はっきりと「自我」が育ってこなかったことを自覚するのです。

そんなふうに自信をなくしてしまうと、新しい地域で新しい人間関係を作ることは難しくなります。そしてそれまでの「元気な自分」像に隠されて、自分が受けた心の傷が見えにくくなってしまいます。何も原因がわからないまま、自分を責めながらこれからはもう誰とも強い信頼関係を結んでいけないのではないかと将来に対する不安を覚えます。

そして引っ越し前の友人に会う機会があれば、また二重にショックを味わうかもしれません。

——数年前は小柄だった○○さんが私よりも大きい体格になっていた。しかも自信にあふれてクラブ活動に打ち込んでいる……。

引っ越し前の所に戻ったとしても、もう前と同じ人間関係に戻ることは不可能だし、以前のようなかりそめの自信にしても戻ることもないのだと知るのです。こうしたことがますます自我の脆弱《ぜいじゃく》さを感じさせることになるのです。

もちろん引っ越した子の誰もがそうなるというのではありません。癒されないままの心の傷が自我を作らせないのであって、引っ越しはそれを気づかせられるきっかけでしかないのです。

もし引っ越していなければ後で表面化することになる未完成の「自我」が、ただ早めにわかったというだけでしかありません。その引っ越しにまつわることでも心に傷を負ったとしたら、それも癒していかなければなりませんが、あまり引っ越しなどの現象にすべての原因があったのではないかと執着せずに、本当はもっと前から傷を負っていたのだということを見落とさないようにしましょう。

心の傷と親の愛情と自我

さて、傷が癒されない要因はほかにもたくさんあると思いますが、このような環境のもとでいつまでも癒しが得られず、そのために「自我」を育てられないまま思春期となって、何かをきっかけに摂食障害を発症します。

摂食障害を発症するときは、大きな「不安」を実感しています。しかし、それが直接の摂食障害の原因であることはほとんどなくて、幼児期に受ける「精神的なショック」が根元的な心の傷になっていること、そして「親子関係」がうまくいかなかったためにその傷を癒すことができなかった、という二点については共通しているように思います。それは本人が意識しているかどうか、あるいは覚えているかどうかにかかわらず、いえることです。

幼児期に受けた精神的ショックが心の傷となると、その後の心のありようがとても繊細なものに変わってしまい、少しのことで傷を受けやすくなります。よほど両親の豊かな愛情がない限り、傷が解消することがないのです。

直接的なショックは何にせよ、一度、胸に宿った「心の傷」は家族がバラバラになったら捨てられ、自分は生きていけないという漠然とした不安から始まって、やがて成長するにつれて「誰とも共感できないのではないか」という孤独感になっています。

その孤独感を埋めるために親の価値観に沿うように頑張っていくのですが、どうしても自我が育たないのである段階で決定的な自我の崩壊感を味わい、どこに向かって生きていけばいいのかわからなくなってしまいます。それは生きる意味を見失うのと同じことですが、ほかの挫折とは異なって何にどう挫折したのか自分でもわかりにくいために、すぐに自殺したいとまではなりません。

あるいは摂食障害にはなっているけれども、幼児期に精神的なショックを受けていない、思い当たることは何もない、というかもしれません。

そんな人でも、両親の関係、母親・父親と自分との関係が必ずしも円滑なものではない、と感じていると思います。それはもともとの心の傷を忘れてしまっただけなのです。原因が何もないと強調する人でも、必ず自我は育っていません。何かのきっかけで自信をなくし、しかも自信がないまま思春期を過ごしてきたために自我がはなはだ脆弱なままです。

母親の深い愛情は、子供の「自信」の大きな裏づけとなります。心の傷を持つ人は親の愛情に対して鋭敏になるため、ほとんどの場合は親の愛情不足となって自我が育たない、ということになるのです。

そして子供は癒されないままに、「自我」を育てることができなかった喪失感を「拒食」や「過食」「嘔吐」で表現するというわけです。

そういう時でも懸命に「自我」を構築したいと心の中であがいています。

ですから、摂食障害が高じると「食べない」とか「食べ過ぎる」だけではすまずに、物に当たるとか、暴力をふるうなどいろいろな問題行動を起こすようになるわけです。問題行動を始めた時は、母親や家族に対して必死で自分をアピールし始めた時といえます。

心は閉ざしかけているので、素直に「苦しいから助けて」とか「お母さんもっと可愛がって」といえず、捨て鉢になって自分に救いの手を差しのべなかった母親を否定しようとしているのです。そういう反抗的な態度をした時こそ母娘関係を築き直すチャンスなのですが、ほとんどの母親はそれに気づきません。まったく理解してもらえないので、本人はますます荒れてしまうのです。

摂食障害の人は母親を否定し、家族を否定し、自分自身をも否定しているのです。

何よりも摂食障害は「心の傷」が癒されていないことが問題の発端であり、その痛みと「自我」の崩壊に苦しんでいる、それが究極の摂食障害の原因で、それ以外の原因はあり得ないのだということをしっかりと把握してください。

摂食障害はこれまでずっと「食べる」ことのコントロールが下手な人というところだけがクローズアップされ、大きな誤解を受けてきました。治療法もそこに焦点が当てられてきたので、本人がいくら努力してもなかなか治すことができなかったのです。

この原因さえしっかりと把握して、その人の一番大きな問題となっている心の傷を癒す方法を考えていけば、「食べる」ことのコントロール法などまったく無視しても摂食障害を治す道が開けてくるのです。

摂食障害を治療する人の条件

治療をする人にはいくつかの条件があります。

まず摂食障害の人の気持ちを理解しようという姿勢の持てる人です。理解できる人が理想ですが、周囲にいない場合には理解できなくても知ろうという姿勢を持ってもらえる人にお願いします。

そして、治療をする人は精神的に強くなければなりません。気持ちが感情的になりやすい人は、摂食障害の人が激しく自分の感情を出したときに一緒に動揺してしまうので適当ではないのです。摂食障害の人がどんなつらさを出しても、共感できるナイーブさを保ちつつ、しっかりと受け止めることができなければなりません。きちんとした自我が確立している人ならば問題ないでしょう。

最後の条件は、途中で投げ出さないということです。できれば家族のように摂食障害の人と気持ちを合わせるぐらいまで近づくことができて、しかも飽きたからといって簡単には投げ出さない人でなければなりません。摂食障害の人が気持ちを全部見せて、やっと共感してくれる人を見つけたと思ったのにすぐいなくなってしまったのでは、それだけでさらに深く傷ついてしまうこともあるからです。

残念ながら、母親だけはほとんどの場合、治療者として適当ではないように思います。娘に対してつい自分を押しつけてしまうからです。摂食障害の人は母親と精神的に関係が複雑になってしまっているので、よほど自分を無にして娘と向き合える人でなければ治療する立場に立てないのです。姉妹にしても同じ親のもとで育っている場合には、表面化しないまでも何らかの傷を負っていたり、傷に対して共感しにくい場合が多いので、なるべく家族は避けたほうがいいと思います。

ところで「心の傷」と「悲しい思い出」とは、決定的に異なります。

普通の「うれしい」とか「悲しい」という感情と心の傷とはまったく別のものなのです。

意外に思われるかもしれませんが、それはたくさんの例で知ることができます。

たとえば自分が飼って可愛がっていた犬が十歳の時に死んでしまったとします。そのときは悲しくてどんなに泣いたとしても、二十歳になるころには悲しみも相当に薄くなって、飼い犬の話をしても涙が出てくることはまずありません。

ところが、七歳の時に誰かに自分がダメだと否定する言葉をいわれたことが心の傷となったときには、二十歳になっても自分を理解してくれる人にその話をするとボロボロとまるで昨日のことのように泣き出してしまいます。傷の痛みが、今も同じ痛さで続いているからです。

人の感情は深い悲しみでも時間がたつごとに少しずつ癒されて悲しみも薄くなっていきます。が、「心の傷」はそのまま冷凍保存されたように固まってしまうのです。何年たっても、癒しが与えられない限り、傷はほぼそのままの形でずっと心の中に残り、時間がたっても痛みが色あせることはないのです。

その七歳の時に受けた傷は、七歳の時のまま固まっていますから、その七歳のときの心を慰めてあげなければならないのです。一番、理想的な癒しは、七歳の時にその人を傷つけることをいった人を目の前に連れてきて「そんなつもりはありませんでした。どうも申し訳ないことをしました。深くお詫び申し上げます」と土下座してでも詫びてもらうことです。

時間を巻き戻して、その時の心を回復させてあげなければ、本当には癒えないのです。そこはとても大事なことで、ただ思い出話を聞いてあげれば治るというふうには決して考えないでください。

どんな昔のことにせよ、思い出話として聞くのではなく、その傷ついた当時に戻って、それがいま目の前で起きたばかりというふうにとらえて真剣に憤り、一緒になって憤慨したり、悲しんだり、傷んだりするのです。そうやって生傷を手当てするように癒していくのです。決して古傷などではなく、摂食障害の人にとっては生傷だということをよく知ってほしいと思います。

摂食障害の人が治療をする人と一緒になって、原因を探しながら、幼いころからの精神形成を考えていくのです。あくまでも心を添わせていくことが大切です。

癒しを得るためですから、何のアドバイスも必要ありません。傷を受けたとき、摂食障害の人は誰にもその傷を癒してもらえなかったのです。ですから、いまその時点まで戻っての癒し直しです。そうすることで「孤独感」から救い出すのです。安心して「共感」を求める気持ちへと、解放するのです。

孤独感を癒すためにはただ慰めの言葉をかければいいとか、勇気づけて自信を持たせればいいとか、そんなふうに表面的な浅い次元で考えてもまったく届きません。その人と同じだけ傷んでみよう、という構えで臨みましょう。

【方法その2】親の愛の受け直し 親と離れて暮らす

次に治療の第二の柱である「親の愛の受け直し」について見ていきましょう。

摂食障害の人は「孤独感」を抱えてきて、そしてそのことを周囲の人は誰も理解してこなかった。その事実を受け止めるということは、まさか私たちに限ってと家族も本人もショックに思うかもしれません。

ともすると本人も「私の親は私のことを一生懸命に考えてくれている」と思っていることが多

く、優しい心が自分の親を悪者にはしたくないのです。だから摂食障害になったのも自分のせいでなったのであって、親は悪くない、といいます。

そして親御さんも「十分に愛情は注いできたはずだ」と胸を張るのです。

長く摂食障害を続けた人の中には「家庭は地獄と同じ」とはっきりいう人もいます。

しかし、ここをきちんと理解せずには摂食障害の人の孤独を救えません。母親はこんなふうにいうかもしれません。

「では、孤独にさせないように、もっと子供を理解するようにします」

真剣に考えれば、そんなことは簡単にはいえるはずがないのです。十数年も子供を理解できなかったものが、そう易々《やすやす》と理解できるはずもないのです。「親子だから」わかり合えるという思い込みだけではどうにもならないということをよくよくわかってください。

そこで提唱したい「親の愛の受け直し」の方法が三つあります。

1　親と離れて暮らす
2　親を全否定する
3　「親代わり」になってくれる人を見つける

どれか一つをすればいいのではなく、三つ同時にしたほうがいいでしょう。

まず「親と離れて暮らす」ことですが、親子が一緒の家に住みながらの親子関係の改善は無理だからです。

親から子へといい形で愛情が伝わってこなかった、そして子供も自我が育っていないために親の目を意識しすぎてしまう、そのことを踏まえてしばらくの間、親から愛情を受けることをやめるのです。

同じ家にいて親子が互いに無視することはできませんし、なかなかこれまでの親子関係を断ち切ることはできません。そこで、どんな親子関係であろうとも振り出しに戻すための手段として離れて暮らすのです。

しかし子供が離れて暮らすことには、強く抵抗する母親もいます。子離れできていないときには、離れられるのが嫌で抵抗するのです。いろいろな理由をつけて子供をいつまでも手元に置いておきたいのです。

「うちの家族はみんな朗らかだし、こんな賑やかな家で育って、いい家族に囲まれているのにまさかあの子が〝孤独〟だなんて……」

その程度の、浅い孤独ではないのです。摂食障害の人が抱えている孤独感は、この地球という星の上に自分を理解してくれる人がたった一人でもいるだろうか、と絶望しそうになるくらいの孤独感なのです。「愛」というのは一方通行ではなくて相互通行です。「この人は私のことをちっともわかってくれない」と思う人からいくら「愛してる」といわれたところで本気で受け止めることはできません。親のもとにいればいるほど孤独感は深まるばかりで、いつまでも摂食障害から抜け出ることができないということもあるのです。

それどころか、親のもとにいると自責の念が出てきてしまいます。摂食障害の人たちの孤独は、周囲の中で自分だけが特別に繊細な心になったところから始まったものです。摂食障害が何年もの長期にわたるにつれて、摂食障害の人はこんなふうに迷うのです。

「これだけ自分だけが理解されなくて、周囲の人たちがみな心を通い合わせているということは、自分がみんなと心を合わせられないというだけかもしれない。自分がナイーブだというのは〝幻想〟であって、ただ自分の考えが間違っているだけなんじゃないか……」

そうなったら、自分はダメ人間なのだと、自分で自分を落とすことしかできません。ますます治らなくなってしまいます。事実は決してそうではないのです。

「体力がなくなっているから、親もとを離れるのは危ない」

「ただでさえ食欲や感情をコントロールできないのに、いまはひとり立ちは無理」

いくらでもそういう理由はつけられます。

しかし、孤独を抱えたまま親のいる家庭の中に留まっていることは、精神的にはよくない状況がいつまでも続くことになります。

そういう状況から抜け出るためには、どんなアドバイスよりもまずは家を出て「親と離れて暮らす」ことが一番の近道なのです。

アパートに一人で住んでもかまいません。親戚の家に行ってもかまいません。いずれにしても、影響力が強くなってしまっている親から離れることが重要なのです。

親のいないところは摂食障害の人にとって「安全な場所」となります。親の干渉を受けないからです。親の目を気にすることもありません。

そうやって安全な場所を確保したうえで、それまで受けそこなってきた「親の愛」をほかの人から受けることにするのです。親の愛とは、いいところだけほめてもらうことではありません。良いところも悪いところも、無条件に手放しで自分を徹底的にほめてくれる人から、親の代わりにほめてもらうのです。

親を全否定する

どんな子供でも親といえば自分の親しか知りません。優しい人ほど自分の親を悪く思うのははばかられます。その優しさが自分を苦しめてしまいます。

必要な愛情をもらうことができなかった親を責めたい気持ちがあっても、自分のほうにも悪いところがあったのだと思ってしまい、自分の傷んだ気持ちがいつまでも救われません。

そこで、一度は親を全否定してしまうのです。

「私をこんなつらい気持ちにさせる親は悪い親だ。親が悪かったのだ」

一緒に治してくれる人に、あえて親の全部を否定してしまいましょう。親のしたこと、いったこと、やったこと、それこそ親の全部を否定します。治療する人も摂食障害の人と一緒になって、親御さんを否定します。少しは親にもいいところがあった、などという必要もありません。

そうやって、親を徹底的に全否定することで、自分の苦しんで萎びてしまった気持ちを救い上げるのです。

親がどんな気持ちであったかどうかは別にして、親の育て方によって苦しめられたということは間違いのない事実です。できるだけ詳しく、親が自分に何をいったことでどう傷ついたのか、親が何をしたことでどう傷つけられたのか、すべてを思い出して「親がいけなかった」とはっきり決めつけるのです。

一度では足りないと思います。何度も何度も繰り返して、親にどう傷つけられたかをはっきりさせて、そして「親は子供に謝るべきだ」と治療する人に断定してもらいます。そうすることで少しずつ自信が出てきて、元気になっていきます。


安心できる親のいない場所で、絶対の理解者、絶対の味方と一緒に、これまで悲しみそこねていた悲しみを悲しむのです。または怒りそこねていた怒りを怒って、つらさを消していくのです。それは「心の傷」を癒すのとまったく同じ方法です。ひとつ「つらい体験」を話すごとに、ひとつ孤独から解放されます。そうやって、自分がどんな「つらさ」に縛られていたのかを、自分自身に向けてはっきりさせ、悲しみを悲しみとして受け止め直すことがとても大切なことなのです。

そうすることで「その悲しみは、もう終わったことなのだ」「その悲しみはもう解決がついたことなのだ」と、自分自身に納得させることができるのです。

話し始める時には、自分が親に対する恨みを持っているとか、不満を持っているという気持ちはそれほどないかもしれません。話していくうちに、胸の内に秘めていた苦しさがきっと出てくるはずです。一、二度ではなく、同じ話を五回も、十回も、いや何十回でもしなければならないでしょう。何年も心の底にためてきたのです。一回話せば、気が晴れるというものではありません。最初のうちは涙ながらに話していても、何十回、何百回と話すうちにだんだん心が軽くなっていきます。

この時に、いつも親を否定していきます。親の全部を否定することは、摂食障害の人にとっては自分自身を否定するような心細さを感じます。しかし、それでも勇気づけて親を全面的に否定させるのです。気持ちのうえですから、やりすぎるくらい親を悪者にしていいのです。

こういう親の全否定をするためにも、親と同居しないほうがいいのです。

だからといって、一生、親子の縁を切れというのではありません。親を恨めというのではないのです。こうした過程を経ることで、いずれ親子が本当に心から仲良くできる時が来ます。一度は否定をしなければ、親を許せる時はいつまでもやってこないのです。

摂食障害の人も本心では親とも、家族とも、心の底から共感しあいたいのです。それが阻害されてきたことでも傷ついていています。その傷をはっきりさせ、その癒しをはっきりと得るために、一度は納得いくところまで全否定をしなければ次の仲良くしようという段階まで進めるものではないのです。

どのくらいの期間、親と離れて暮らし、どのくらいの期間、全否定を続けたらいいかということとですが、簡単にいえば摂食障害が治るまでです。十年以上も過食嘔吐を続けてきた人が、親から離れた数日後には嘔吐をやめることができた例を見ています。それくらい知らず知らずに親は子を抑圧する存在になっているということなのです。

「親代わり」を見つける

親の愛情を受け直すには、親の代わりになってくれる人が必要です。

摂食障害の人が親代わりとして尊敬できる人でなければなりません。いつも側にいて、べったりと甘えさせる親代わりというのではなくて、精神的な意味での親代わりです。

摂食障害のことを深く理解している人が最も適任です。あるいは仕事上で尊敬できる人でもいいでしょう。ただできれば利害関係がない人で、男女関係にもならない人がいいと思います。自分のことを理解してくれて、自分を温かく見守ってくれる人を見つけましょう。自分が尊敬できるばかりでなく、自分のことを心から心配してくれる人でなければなりません。

そして「親代わりになってください」とお願いして、何かあるごとに相談して心の支えになってもらいましょう。

もともと、親が子に「教える」ということは難しいことなのかもしれません。

昔は良くも悪くも「丁稚奉公」とか「行儀見習い」とか、よその店やよその家で生きていくための基本的な知恵を教わったものです。大きく商売をしているような店でも、跡継ぎになる人には「他人の飯を食ってこい」とほかの店へ修業に出したものです。

そういう意味で、ほかの人に「親代わり」になってもらうことは特別に異例なことではありません。もともとが他人ですから、教えるほうにも、教わるほうにも遠慮があります。またお互いを尊重する気持ちもあります。親子の関係ではつい遠慮がなくなって相手の気持ちに踏み込みすぎても、干渉しすぎていると気づかなかったりするのです。節度ある愛情、節度ある温かさで、じっと見守ってもらうことが必要です。

そして基本的に自分のすべてを肯定してもらうのです。肯定してもらいながら、その親代わりを軸にして自分の人生観を組み立て直していきます。

あまり甘えすぎてはいけません。実の親を離れたばかりのときは寂しく、より一層孤独感を感じるかもしれません。でも、次第に親代わりの人を頼りにしていく気持ちになるはずです。親もとを離れるとすぐに、それまでの親と自分との関係が最悪であったことがわかるからです。

どんな摂食障害かにもよりますが、仕事も続かなくなっているほど重い摂食障害のときには焦らずに、五歳児から自分を組み立て直すようなつもりで取り組むといいでしょう。精神的に幼いところやアンバランスなところがあるのは仕方がありません。でも、親の愛の受け直しをしていけば、ごく短期間に新しい自分を育て直すことができるはずです。

治療の第二の柱である「親の愛の受け直し」は、ここまで述べた三つの方法でやるわけですが、正直のところ三つの中で最も重要なのは最初の「離れて暮らす」ということだと思います。「愛の受け直し」だからもっとたくさんの愛情が必要なのではないか、と考えがちですが、むしろそれまでの親の愛情を断ち切ることのほうがずっと大事なのです。

もしも、りっぱな「親代わり」の人を見つけることができたとしても、親と同居していたのでは何もなりません。「親代わり」として適任の人がすぐに見つけられなかったとしても、まずは家を出たほうがいいと思います。それだけでも効果があるはずです。拒食症になって極端に体力がなくなり、家を出るのが危険だということでもない限り、すぐにでも親と離れる方法を探ってみてください。

【方法その3】自我の再構築

さて、摂食障害の治療法の三番目が「自我」の再構築をすることです。

ここまでも「自我」が育ちにくいことについて触れてきましたが、再構築の方法を考えるにあたって改めて典型的な自我崩壊の側面から見ていきます。

子供を苦しめようと思う母親などいません。そうは思っていないのに、結果的に子供を苦しめてしまう母親が二通りいます。自分の考えを子供に押しつける母親と、自分の苦しみを子供に映してしまう母親です。子供は思春期に「自我」を形成できないつらさに直面することになるのです。

ひょっとしたら自分もそんな母親だったのではないかと考えれば、摂食障害の子の気持ちが少し理解できるかもしれません。

数として多いのは自分の考えを強引に子供に押しつける母親です。

女性でも仕事ができる人、精力的に生きている人、自分の哲学を持っている人は、とても素晴らしい生き方をしていて友人や知人の尊敬を集めています。しかし、そんな素晴らしい人ほど「こうでなければならない」というものをたくさん持っていて、いつの間にか子供にも同じ考えを強要してしまうものです。

子供の幸せを思いながら「子供にはこうあって欲しい」という気持ちが強くなり、たとえ直接いわなかったとしても、無言のうちに子供にそうしなければならないと思わせてしまっています。それは愛情のようであって、愛情ではありません。

「仕事をするならパートなんかじゃダメ。一生働ける資格を取らなきゃ」

「結婚する人は、一流企業の人じゃなければ話にならない」

「大学へ入るなら最低でもこのレベルじゃないと、遊びに行くようなものよね」

こういう話から生活のこまごまとしたところまで、実にいろいろな「こうでなければ」というものを持っています。本人は自信にあふれています。しかし、どこか人生に不満があり、内心では夫をあまり重く見ていないという傾向が共通しているような印象があります。母親自身が「もっと、もっと」という気持ちにいつも追われているので、おっとりと構えて子供を見守ることができず、自分も走りながら子供にも同じように走りなさいと追い立てているのです。一見するとこういう母娘は、母親も優秀なら子供も優秀で、親子そろって人からうらやましがられるような家庭だったりします。

しかし、心に傷を受けた子供にとってこういう母親は最悪になります。傷を受けると自信を失い、自我を育てにくくなっています。そこへこういう母の価値観の押しつけがあると、いつも心の中に緊張の糸をピンと張りつめながら母の価値観を受け容れようと努力してしまうのです。自分の自我を育てずに、母親の価値観を自分の自我として据えるようになってしまうのです。

そのまま思春期になったとき、ある日ハタと自我が育っていないことに気づくのです。

「何のために生きていくのかわからない」

自我がないという空虚さは、そんなふうに感じさせます。何を手がかりに生きていったらいいのか、自分を見失ってしまうのです。

子供をこんなふうにさせる母親の原動力になっているのも、得てして母親自身の心の傷だったりします。それは本人は意識していないかもしれませんが、何がしか痛みを心の中に持ち、それを打ち消すために身につけた強さだったりするのです。こんな母親の「自我」も未完成のところがあるのでつい「自分」と「子供」との境界線が曖昧《あいまい》になってしまい、子供の気持ちに平気で踏み込んでいけるのです。

これでは子供はいつまでたっても「自我」を作り上げることができません。せっかく子供は自分なりの「自我」を作ろうとしても、必ず母親が割り込んできて母親の価値観を押しつけるので母親抜きの自分が考えられなくなってしまうのです。

ですから、摂食障害の人が「自我」を再構築するということは、「母親に邪魔されないところで母親抜きの自分の考えを完成させる」ということなのです。

おそらく生まれて初めて、新しい気持ちで自分の価値観を組み立てていくのです。あるいは自分の生きがいを見つけ直すことに取り組むのです。

本人としてみれば自我の崩壊感、自我の欠落感は身をもむようなつらさがあります。とてもつらいことです。再構築といっても簡単にはそういう気持ちになれないので、治療をする人がまずはそのつらさに共感し、自我が欠落している痛みを十分に癒しながらゆっくりと再構築の道を考えていくようにします。決して先を急いではいけません。

自分の苦しみを子供に映してしまう母親も、押しつけがましい母親とは別な意味で子供の自我の確立を阻んでしまいます。

どうにも自分に自信が持てないまま母親になる人がいます。押しつけがましいところもなく、積極的に人前に出ることもありません。でも「心の傷」を抱えながらやっと平常心を保っていても、その母親の不安感を子供が敏感に受け止めてしまうのです。

母親の不安が強い場合には、時として子供は不登校になります。「いじめられる」とか「学校がおもしろくない」と子供はいいますが、本心は「悲しんでいる母親を置いて学校に行くのが不安」ということもあるのです。自分が学校に行っている間に、母親がいなくなってしまうのではないか、母親がどうにかなってしまうのではないかという不安で学校に行けないのです。

こんな母親のもとで心に傷を持った子供が育つときには、たとえ不登校にもならず、元気に見えたとしても、心の中の傷はますます増えていきます。その不安や次々に傷ついていく心が自我を確立する余裕を持てません。

このような親のもとで育った摂食障害の人が自我を再構築するには、母親の傷を知り、母親が立ち直っていることを確かめ、心配しなくても生きていける、大丈夫だなのだと、はっきり母親に確かめなければなりません。

もし、母親が完全には立ち直っていなかったとしても「父親がそれをよく理解して、母親を保護してくれる」ことが確かめられたならば、母親は安全です。ともかく母親はもう大丈夫なのだと、はっきりと自分自身を安心させることが大切です。

そして自分が心配してやらなければ母親はどうにかなってしまうという不安感を拭《ぬぐ》い去ってから、自我の確立に取り組むのです。

このように自分は自我の確立が阻まれてきたのだということをはっきりさせ、自我が確立できなかった自分を癒してあげましょう。この時、一人でするのではなく、もちろん治療してくれる人と二人三脚でやっていったほうが確実です。

そして自我崩壊の苦しさを癒し終えたら、いよいよ次の再構築の段階に入っていくことになります。

いかに自我を再構築するか

「自我」の欠落感を見つめるときの感覚は、「自信喪失」などよりもずっと重く、自分が空っぽになってしまったような恐怖感があることをよく理解しておいてください。

それでもやるべきことは、少しずつ自信をつけていくことです。

自我は抽象的なものでとらえどころがありませんから、それを再構築する方法としては、自分なりの価値観で具体的な目標を立ててそれに向かって進んでいくようにします。それが少しずつでも進めば、進んだだけ自信になりますし、自我の肉づけをしていくことができます。すでに仕事を持っている人は、その仕事の延長上で目標を持つといいでしょう。

ただ目標を立てただけではいつまでも崩壊感、欠落感から抜け出すことができませんが、実績を積み重ねていって、確実に目標に近づいているという実感を得ることが大切になってきます。このとき、少しずつでも積み上げた実績が見える形でほかの人から評価されることが望ましいでしょう。

新たな「目標」を決めるにあたっては、重要なポイントがあります。

○自分だけが利益を得る目標ではなく「世のため、人のため」になる目標であること
○多くの人とつながっていく広がりが期待できる目標であること

深く傷ついている人にとっては、こういう目標でなければ目標にはなり得ません。

摂食障害の人は、心に傷を受けたといいました。その傷とは抽象的な「傷」ではなくて、物理的に視床下部にダメージを受けているのです。「共感」の中枢は一度ダメージを受けると、とても「共感」することに対して敏感になります。何か自分が目標をもって努力しようとしても、「共感」につながることでなければやる気が湧かないのです。

モノに執着した目標ではいけません。たとえば大きな家を建てたいとか、高級外車に乗りたいなど、その目標を達成しても恩恵を受けるのが自分だけだったり、不特定多数の優しい人につながっていかないものは目標として気持ちが受け付けません。

優しさや理想を広げるものであって、将来は見知らぬ人とも気持ちを共感できる機会が作れるようになる、そういう目標を立てるのです。

「自分だけ幸せになりたくはない。自分の考えを広めていって、世の中の人みんなに優しさを広めたい、みんなを幸せにしたい」

そんな目標を掲げるときだけ、頑張る勇気が出てきます。

摂食障害を患っている間は「愛情の渇望」を強烈に感じていますから、摂食障害が治っていくときには、自分が渇望した愛情を人に与えることにかかわりたいという衝動があります。そういうものでなければ、自分が治っていくという希望を持ちにくいのです。頑張れば頑張るほど、多くの人に優しさを広げていけると思うことに出会えば、それだけ治りも早くなります。一度傷ついた人は必ずといっていいほど、治ったときに愛情を与える対象が家族だけでは我慢できなくなるのです。

目標はとてつもなく高い目標でいいでしょう。もともと摂食障害になる人は感受性が強い人ですし、目標を決めたらそれに向かって努力していける人なのです。いや、高い目標がなかったり、意味のないことには、やる気を失ってしまうといってもいいくらいです。


もし、体力的に大丈夫であれば、障害を持つ子供や障害を持つ人たちと関係するボランティアや、それにかかわる仕事に就くことを強くすすめます。

障害を持っている人たちは、健常の人がもっている「ずるさ」や「悪意」などの悪い感情を持つことがありません。知的障害のある人は特にそうです。健常の人がとかく苦しく生きる中で失いがちな、人間性豊かな優しさに満ちているのです。私たちは障害を持っている人たちから、大きな癒しを受け取ることができ、生きている意味を言葉にならないところで教えてもらうことができるのです。

そういう人とかかわると、自我の再生を強く後押ししてもらうことができるのです。

摂食障害に限らず精神的な葛藤を抱えている人は、知的なハンディを持つ子や脳性マヒの子供たちのケアをすると、彼らの豊かな人間性に触れることで早く自我を再生することができ、回復が早いように思います。

「自我」の再構築は、自分が生きる意味を問い直しながらなされます。ただ目標を掲げて進めばいいというものではありません。自分ならではの生きる意味が必要です。そのヒントを多く与えてくれるのが障害を持つ人たちなのです。

また、自我の確立には自分を「表現」する手段を得ることが極めて有効です。

文章を書いて発表する、絵を描いて発表する、詩や俳句、短歌などを発表する、歌を歌う、演劇の舞台に立つなど、そのほかのあらゆるモノを製作することを含めて表現することは自分を他人に伝えようとする行為です。

発表することで、自分は共感できる人を求めてつながろうとしているのだ、自分は確かに共感してくれる人をたくさん得ることができるのだと信じられるのです。実際に「共感しました」という人が現れなくても、そういう人とつながる行為をしているというだけでも相当の癒しを得ることができるのです。

自我とは、自分だけで完成するものではありません。他人との違いを際立たせるなかでこそ自分を確かめることができ、他人と違う自分が他人と深く理解し合うことができるというところに大きな共感の喜びがあるのです。

そういう繰り返しを積み重ねていくことで「自我」を太らせていくことができるのです。

摂食障害になるなど、一度、傷ついてしまった人は、決して「ずるく」なれません。決して「悪く」なることができません。とことんまで、優しく生きることしかできません。それはこの病気のとても不思議なところです。摂食障害になった人は病気のさなかでは荒れたりもしますが、すべては深い優しさの裏返しです。

こうした一連の治療法は、引きこもりの人の回復する方法とまったく重なります。治療をする人がこういうことをよくわかっていると、確実に治癒への道を歩くことができるのです。

自我の再構築は、どこからが始まりでどこまでで終わりというものではありません。ずっと続くものと考えてください。摂食障害の治療としての自我の再構築は、その方向に向かって歩き始めたというだけでも十分だと思います。

【方法その4】親の「謝罪」

摂食障害において治癒の仕上げとなる究極の癒しが四番目の親の謝罪です。

それは心の傷の原因となったり癒しを与えてこなかった親から、傷つけたことをきちんと認めてもらい、謝罪の言葉をはっきりと聞くことです。いろいろな意味で親から謝罪を受けられる人は少ないのですが、これがなければ心の片隅に小さくともいつまでも癒しようがない傷を抱えたまま生きていくことになるのです。

もしも心からの謝罪を親から受けることができたなら、それまでとはまるで違った親子関係になりますし、摂食障害に戻るのではないかといった不安も一掃されます。親が謝罪をするということは、自分を苦しめた原因がはっきりと取り除かれるばかりでなく、親自身が違った価値観を持つことにつながり、それは親が生きる幅を広げることを意味するのです。これに勝る癒しはありません。

ただ、どんなに深く子供を傷つけた親でも、自分の責任を本当に感じている親はごく少数で、よほど思索的な人でなければ子供を傷つけたことを認めようとはしません。そもそも意識的にわが子を傷つけようと思う親はいませんし、不本意にせよ子供の心を傷つけてしまった親は、親としてほめられたことではありません。ですから、自分の非を認めたくないあまりに、目の前でどんなに子供が苦しんでいたとしても自分が原因だとは思いたくないのです。

「自分はわが子を傷つけようなどと考えたことはないし、そんなことをした覚えもない。むしろいつも懸命に子供のためによかれと心をくだいてやってきたのに、それをすべて悪かったと謝れといわれても納得できない」

そんなふうに反論します。また、時にはこんなふうに正当化するでしょう。

「子供が二人いて二人とも同じように育ててきたのに、片方だけが摂食障害になった。もし、親の責任だというのなら、二人とも摂食障害になっているはずではないか。同じように育ててきて一人しかならなかったというのは、育て方の問題ではなくてその子の性格の問題だろう。親のせいにするのはおかしい」

同じ親から生まれた姉妹でも、感受性は人それぞれ違います。また姉と妹でも年齢が違えば家族関係の中での精神的な環境は微妙に違ってきます。それで片方の子が傷にならなくても、もう一方の姉妹は傷を受けてしまうことがあるのです。

とかく、親も人の子です。厳密にいえばどんな大人であっても、人格的に完成されている人などいないといってもいいくらいです。誰でも自分の性格はわかりにくいものですが、「ひょっとして自分中心に考えているのではないか」と反省する余地はあるものです。そんなふうに省みる気持ちを持てさえすれば、摂食障害で苦しむ我が子への謝罪の気持ちが湧いてこようというものです。

ところが現実には何年も娘が摂食障害で苦しんでいるのを見ると、娘を疎んじる気持ちのほうが勝ってくることがあります。

娘の存在が「うちは家庭に問題があります」と世間に知らせているようなものなので、とんだ恥さらしだと思ってしまうのです。自分の責任を棚に上げて、母親としての評価を下げる娘を憎むようになります。

どうしてそうなるかといえば、娘を苦しめる親自身、大なり小なり「葛藤」を抱えている場合が多いのです。一般的に見られるのは、不幸な生い立ちに生まれながらも気丈に生き抜いてきて、その成功体験で身につけた人生観を絶対のものとして子供たちに同じ価値観を強要する親です。残念ながら自己中心的な面を持つことがあるのです。

成功体験の自信に隠されて、自らの傷が見えなくなっていると、自分自身に偏屈なこだわりがあることを自覚できなくなります。人の意見や考えを受け容れる心の許容範囲が狭くなっているので、どんな場合でも自分に非があることをなかなか認めたくはないのです。ですから、娘の摂食障害というトラブルでも、自分と娘を比べたときには娘に責任があると思いたいのです。

そんな親が娘の摂食障害を機会に自分自身のありようをもう一度見つめ直そうという気持ちに

なれたなら、ごく自然に娘への謝罪の気持ちが出てくるはずですし、謝罪の言葉を出した瞬間に、ずっと蓋をして生きてきた幼い日の自分自身の苦しみに対してもようやく癒しが得られるのです。

どんな身勝手な親だったとしても、自分にとって都合のいい間は子供たちをよく可愛がることができます。子供たちが自分と違う考えを持ち始めると自分の価値観に合わせるように強要し、それでも従わない場合は冷たくあしらったり、憎むようになるのです。

摂食障害になって痩せた姿を目の前に見せつけるようになると、しまいには娘の「死」さえ願うようにもなるのです。自分に原因があって娘を摂食障害にしていたり、治癒を阻んでいたとしても、そんなことに気づこうとしませんし、気づきたくもないのです。

ほとんどの親は思うのです。

「こちらが謝罪をするどころか、こんなに心配させられ、迷惑をかけられて、子供に謝罪してもらいたいくらいだ」

こういう親のもとで同居していようものなら、ほとんど治りかけていてもまた摂食障害に戻ってしまうのではないかと不安になるのは当然です。もう摂食障害に戻らないと確信するには、それまでとは違う親子関係が必要なのです。言葉を換えれば、親がわが身を振り返り子供に心からの謝罪ができたときは、それは親自身が新しい人生を再出発する時でもあるのです。

親からの謝罪を受けた子供は、親自身が再出発をする気持ちになったのだということが本能的にわかりますから、心から親と和解できたことを喜べるのです。また自分のためだけでなく、親の人生をよりよいものに豊かなものにするためにも、何が人の心を傷つけたり心を豊かにしたりするのか、そこに気づいてほしいと願っているのです。

摂食障害の親子関係について述べるとき、ふとこの親には何の落ち度もなかった、不幸なことが重なって娘さんが摂食障害になった、と思えた一人の母親のことを思い浮かべることがあります。すると、その母親がこれを読んだときにその人を責めるようなことは書きたくないという気持ちでいっぱいになります。現にそういう場合もあるのです。

でも、何の落ち度もない、仕方がなかったのだと思われるその母親は、回復したあとの娘さんに対して謝っているのです。そんな気持ちを持てる母親だからこそ、娘さんが回復したのだなとも思うのです。

「つらさをわかってあげられなくて、ごめんね」と、たったそれだけの謝罪のひと言が互いにどれほど大きな癒しになるか、時にはその後の親子の人生を変えてしまうくらいの意味をもっているのだということは、それをいった親、いわれた子供でなければわからないのではないでしょうか。

4

回復する時のつらさ

ここに挙げた摂食障害を治すための四つの方法を実践すれば、長いこと治せなかった摂食障害も回復に向かうはずです。

ただ摂食障害が治っていくとき、背中から荷物を下ろすようなわけにはいきません。栄養状態が極端に悪いと、深く考えたり、的確に判断する力が弱くなっていきます。感情的にも起伏があります。どこからどこまでが病気による気持ちなのか、それとも元々の自分の性格なのか、なかなか判断がつきません。

たとえば過食嘔吐が癖になっている身体は、食べたまま吐かないでいるとお腹が異常に張っている感じがします。本当に張っているのか、それとも胃腸に食べ物をためたことがないので気分的に落ち着かないのか、どちらか判断がつきにくいのです。それまでの習慣から「吐けば楽になるんじゃないか」と思ったり、吐いてしまってはまた元どおりで治らないのではないか、と思ったり悩んでしまいます。

でも、信頼できる親代わりの人がいれば、そんな悩みもそれほど「つらい」と思わずに乗り切ることができます。迷うことがあったらその人に相談して、指示に従うのです。

親代わりの人はあまり神経質にならずに「食べ物に消化器が慣れていないだけだから吐かないほうがいい」といってあげればいいのです。すると安心して、多少の苦しさを我慢することができます。もし吐いてしまったとしても、まったく気にすることはありません。アドバイスをしなくても、すぐに吐かなくなります。もともと治りたいのです。どっちでもいいよと大きく構えているだけで、吐くことの無意味さをすぐに本人が自覚します。本人の治りたい気持ちを百パーセント、信じてあげることです。

摂食障害の治り始めは、夜も熟睡できません。進行した摂食障害では、深く考えることもできなければ、深く眠ることも苦手になっているのです。長いこと、安心感に包まれたことがありませんから、急に熟睡しようとしても難しいのです。

うまく食べられるようになってからでも、何日も眠れない夜が続いたりします。そんなときでも神経質になる必要はありません。眠くならなければ眠らなくていい、といってしまうのです。でも、親代わりになる人さえいれば、普通に食べられるようになって二週間もすれば落ち着いて眠れるようになっていくはずです。

摂食障害の初期には、気持ち的には楽な部分もあります。身体が極端に痩せれば誰の目にも明らかに「病気」と映るので、何もしない言い訳ができるからです。

その反対に、摂食障害が治って体重が元に戻ると、またつらい人間関係や、つらい人生が待っています。ですから、癒しが得られていないときや、自我が確立する見通しがないとき、親代わりの人が見つけられないときには、身体が治りたがっていても精神的にはいつまでも病人でいたい、体重を元に戻したくないという気持ちが強烈に働きます。

過食嘔吐の場合には食費がかさむので、続けても地獄、治っても地獄の板挟みになります。ただこれまでは治りたくても治ることのできない人がほとんどです。

　拒食症に入っていくときには割合に無理なく食欲を消すことができますが、ちょっと精神的に前向きになりかけると身体はエネルギーが欲しくてたまらなくなります。猛烈な食欲に襲われるのです。頭の中は食べることでいっぱいです。ただどんなにお腹が空いたと思っても、いざ食べようとすると「怖い」という感情が先に出て食べることができません。普通の生活に戻ることがつらいのです。

　それでも治ろうとするときは、つらさに耐えながら食べなければなりません。拒食の反動で過食症になってしまうのではないか、という不安に襲われることもあります。摂食障害の人はよくこんなふうにいいます。

「自分の食欲を信じていいのかどうか、自信がない」

　空腹感、満腹感が、正しいのかどうかわからないのです。でも、そんな不安も信頼できる親代わりの人がいるときと、いないときとでは大きく違います。親との距離を置くことができて、しかも理想的な親代わりの人に巡りあえた人は、それほどのつらさを感じないままスムーズに体重を増やしていくことができるのです。

　普通の生活に戻るつらさがあったとしても、親代わりの人がリードして自我の再構築を安全なところで軟着陸させてくれるという見通しがあれば、精神的なつらさはごく軽くすむのです。

5

治療の効果

摂食障害といっても、軽い人もいれば重い人もいます。理解力がある人を親代わりにできた人と出会いに恵まれなかった人とでは、治り方も違ってしまいます。

摂食障害が軽い人は精神的な傷も軽いのですが、いつまでたっても治らなければ二次的な傷、三次的な傷を負ってしまい、だんだん深刻になってしまいます。軽いから治りやすいかというとそうでもなくて、的確な方法をとらなければいつまでも治りません。

次のような要素が治療期間や治療の深さに影響してきます。

○「治療者」の役割をしてくれる人がどれだけ深く理解をしてくれたか。
○自分の心の傷をつきとめることができたか。
○母親（父親）の影響を断ち切ることができたか。
○「親代わり」となってくれる人を見つけることができたか。
○母親や家族がどれだけ真剣に理解しようと取り組んでくれたか。
○自我の欠落感、崩壊感の理由を理解できたか。

○自我を再構築するような目標、手段に巡りあえたか。
○将来に希望を持てるような展望が開けているか。
○たくさんの人との共感を広げていけそうなことを始められたか。

摂食障害が治れば、とても意義深い人生を送れるようになります。まったく新しい人生が開けてくるのです。そして家族のつながりや大切さもよく見えてきますし、家族の人間関係が以前とは比較にならないほど親しいものになります。

母親も子供の摂食障害が治るころには新しい自分ができていることに気づくはずです。母親が子供に謝罪して和解を求め、お互いが自立したうえでより深い愛情を結んでいこうという気持ちを互いに示しあえるところまでいくと、摂食障害の治療は完璧になります。家族みんなが新しい人生を歩き出せるようになるのです。

摂食障害の人たちはどんな環境にあろうとも、生きる勇気を出すために、周囲の愛情をとても必要としています。近くに摂食障害の人がいる方は、その痛みやつらさを理解してあげてください。どんな慰めの言葉より、励ましの言葉より、理解してあげることが癒しになります。回復への薬になります。

痩せて体重が落ちている人は、体重が元に戻ってくると次第に別の世界が広がっていきます。痩せている時には悲観的にしかなれなかったのが、努力しなくても楽観的な気持ちになれるのです。身体の体重が増えると精神的にも余裕がでて、前向きに考えることができます。

回復した人は、おそらく別の人生を歩き出すことになるはずです。いろいろな意味で、違った世界を生きる感覚を持つようになるのです。いい出会いに恵まれた人は、自分が何のために苦しんだのか、あとではっきりと理由がわかると思います。そして苦しい摂食障害の試練が素晴らしい人生を用意してくれていたのだと、大きな苦しみが大きな喜びに変わったことを実感できるはずです。そのことを信じて、前向きに取り組んでいただきたいと思います。

6 なぜ「摂食障害は治りにくい」といわれてきたか

摂食障害は極めて治りにくいとされてきました。何年も十年以上も、いや高齢になってからもずっと苦しんでいる方もいます。

これまでなかなか治せなかったのは、やはり根本的な治療が行われなかったからではないでしょうか。心に受けた傷が癒されない限り、心は「つらい」と叫び続けるのです。

原因は「心の傷」が癒されないことにあると述べました。困ったことにそこに根本的な原因があるという専門家はほとんどいませんし、ここに述べたように摂食障害の患者にはどんな「癒し」が必要かという説明が具体的になされたことも皆無なのです。

摂食障害の原因について、専門家の間では「スタイルのいい女性の評価が高いので、痩せたほうがいいと思い込んだ女性が過剰なダイエットに走って拒食症になる」というのが定説になっています。これまで摂食障害について書かれた本のほとんどはこの誤った原因に基づいて考えられた治療法が述べられていますし、実際に病院で行われている治療も食生活習慣の改善と、カウンセリング、栄養失調などが原因で起こる身体の不調に対する対症療法などが中心です。

これは簡単にいえば、摂食障害の女性は食事について正しい考え方ができていない、だから正しい食生活を身につけさせれば治る、という治療です。摂食障害になっている人は、生活時間も普通ではなくなってしまうことがあります。それは誰にも理解されていない、本当には誰からも愛されていないという不安から眠れなくなったりするからです。その本当の原因には何も触れないまま、ただ患者を入院させて規則正しい生活と規則正しい食生活をさせていけばやがて普通の食生活に戻っていく、ということが治療法として行われているのです。多くの場合、摂食障害で入院した患者は自分の食べたものを三食、きちんと書き出します。どんな生活をしたかと日記につけたり、時には家族について、自分について作文を書く場合もあります。拒食症の人は自分がカロリーをとりすぎることに対して敏感ですから、入院前に一日に何カロリーとるかを事前に打ち合わせて合意のうえで食事内容が決められたりもします。そうやって正しい食生活を取り戻せば治る、と考えられているようです。

しかし、そういう種類の治療法で高い効果を出せたという話は寡聞にして聞きません。もちろん治っていく患者もいるのですが、なぜ摂食障害になったのかがわからないのと同様に、どういう理由でその患者が治っていったのか、明らかにされることはないままなのです。ですから従来のような形式的なノウハウは、まだ治療法として確立したものとはいえないように思います。

病院では本人に対するカウンセリングも行われています。カウンセリングにもいろいろなものがありますが、効果的にアドバイスを与えていくというよりも、本人が話すことを否定せずにどこまでも聞いていき、カウンセラーが本人の映し鏡となって摂食障害の人が自分自身の姿に気づくようにしむけていくという手法が主流のようです。

これは心に傷を受けてからの時間が比較的に浅い場合には効果の出やすい方法ではありますが、摂食障害の人はほとんど傷を受けてから長い時間がたっていたり自己否定の気持ちが強くなっているために自分自身で傷を探しにくくなっており、あまり効果的な方法だとは思えません。

しかもカウンセラーが摂食障害の原因やメカニズムをわかっていなければ、患者から何を引き出さなければならないか、結果としてどんな癒しを与えなければならないかという本質的なこともわかるはずがないのです。カウンセラーが手探りの状態では、患者のほうも出口を見つけにくいのです。摂食障害とひと口にいっても患者の家族関係や状況も複雑ですから、何が本当の傷なのか、そしてその傷がどんな意味を持っているのかを的確に判断できていなければ、本人と一緒にカウンセラーまでが深い森の中に迷い込んだようにいつまでも心のありようを解きほぐせないのです。

カウンセラーを交えて、父親、母親を含めた家族で話し合う方法もあります。多くの場合、摂食障害の女性と父親はあまり深く話し合ったということがないので、カウンセラーがセットした話し合いで家族のつながりを再認識することはできるでしょう。あるいは家族が互いの役割を演じながら、お互いの気持ちを理解していくという方法がとられたりしますが、これは本人の傷を癒すというより本人に他人の気持ちをもっと汲《く》むようにさせる意味もあるので、この本で述べているような癒しにはつながりません。そもそもカウンセラーが何をどう導き出すのか、方向性を持てないままではどんな方法を取ろうとも効果的なカウンセリングにはなり得ません。

大きな病院で診察を受けたことのある患者さんは、たいてい治療体験をこういいます。

「たくさんの質問項目があって、それに順番に答えていきます。ロールシャッハ・テストという絵の具を紙ではさんで開いたような絵を見る心理テストのようなものも受けます。最初はインターンの学生のような人からアンケートのようなたくさんの質問に答えて、次は少し偉い先生に答えて、最後に教授なのかどうか偉い先生が出てきて話をします。でも、偉い先生にはほんの十分くらい話すだけですし、その偉い先生は私のことを理解してくれませんでした。理解してくれるどころか、あからさまに軽蔑されたこともあります。何のためにアンケートに答えたり、テストを受けたのかまったくわかりません。そういう治療を続けて受ける気持ちにはとてもなれませんでしたし、私を理解することができない先生が私を治療できるとも思えませんでした」

必死に治療法を求めてもなかなかいい先生には巡りあえないというのが現実でした。

しかし、摂食障害は治療しても治らないのではなく、これまでは摂食障害の原因を取り違えていたために誤った治療法が行われてきたというだけなのです。

あきらめることはありません。いくつもの病院にいってもダメだったという人でも、この本で述べてきた治し方をしっかりと理解すれば、家族が協力し合って治すこともできます。場合によっては自分自身で治癒の出口を見つけることも可能だと私は思っています。

患者同士の〝共感〟だけでも治療にはならない

ずっと摂食障害が続いている間は、その人の孤独感をわかってあげられる人が周囲にいない状態が続いているということです。

ひょっとすると「心の傷」の痛みは、努力してわかろうとしても理解できるようになるというものではないのかもしれません。少なくとも理論的に理解するものではなく、研ぎ澄まされた感受性で受け止める種類の気持ちです。人それぞれで違う感受性を、あとから変えようとしてもとっても難しいはずです。おそらく、もともと鋭敏な感受性を持っている人でなければ理解しにくい「孤独感」なのです。

ですから現実に摂食障害の人が治療に訪れる病院の医師やカウンセリングなどを仕事としている人たちは、職業としての訓練を受けたり勉強をして資格を取った人であって、そういった資格は「知識」を問うもので、その人の「感受性」を問うものではありません。必ずしも治療者にふさわしい感受性や洞察力を持っているとは限らないのです。

しかも、専門家を志す人が学ぶべき摂食障害の「知識」にしても、これまで原因さえ取り違えているような状態ですから、治療法が確立しているとはとてもいえません。本書に述べているような考え方で摂食障害をとらえている専門書も皆無です。

医師の中にしばしば摂食障害がいつまでも治らない患者を「意志の弱い者」と見下すような人が見受けられるのは、心の傷から生まれる葛藤に対する理解力を欠いているからだといえるでしょう。

だからといって、摂食障害の人と同じ痛みを持っていない人や同じような感受性を持っていなければ絶対に治療者になれないと断言するつもりはありません。

まず、自分には理解できない「心の痛み」が確かに存在するのだと、はっきり自覚してもらえればいいのです。摂食障害の本当の原因やそれを治すための正しいノウハウを伝えたり、治療の同伴者としてサポートをしていくという立場をとればいいのです。もっとも、それには本書に述べた原因と治療の考え方に深く共感してもらう必要があります。

治療を専門にしている人の中には、どうも自分自身では治しにくいと自覚している人もいます。そんなとき、別な人に治療者となってもらうという方法をとっています。

それがグループ・ミーティングによる治療法です。

摂食障害の人が抱えている孤独感は、周囲にそれだけ理解する人がいないからだと述べてきました。しかし、摂食障害になった人はほとんどが同じような体験を持っていますから、同じ体験を持つ人同士は高い確率でお互いに理解し合うことができるのです。

このことを「同病相あわれむ」というふうに考えて、同じ病気だからわかり合えるのだと思っている専門家もいるようですが、それは少し違います。摂食障害の人たちの孤独感は決して特殊なものではなくて、傷の痛みを治すための「癒し」を求める気持ちから出発しているものです。人として深いところで優しくしてもらって傷を癒したい、そして受けた優しさを返すようなそんな深い心の関係を作っていきたかったのに、それができてこなかったという苦しみです。浅いところでの優しさや、浅いところでの愛情では物足りない、もっと本質的な愛のある優しさで満ちた関係を結びたかったのに、親子の間でそれができてこなかったのです。やりたかったのに何かに阻害されてきた苦しみといったほうがいいかもしれません。

それぞれの患者が体験したことはまったく別のことであっても、その「心の傷」から来る痛みはまったく同じなので、それぞれが苦しさを語り合うときに深い共感を覚えるのです。

そこには「人としての優しさ」で苦しんだ経験がない人にはわからないほどの、微妙なニュアンスがあります。実はこの「優しさ」が阻害されるときの苦しみは、摂食障害の人だけが経験したものとは限りません。実は引きこもりの人や依存症の人たちが経験するものと、ほとんど同質の苦しみです。

このような共感をもとにしたグループ・ミーティングは、治療法が確立されていなかった段階では便宜的に使える治療法ですが、そこに何をどう治すという意志が働きません。断片的な「癒し」はあるかもしれませんが、それだけでは治療に結びつかないことも多いのです。ミーティングを指導する専門家でさえも、ただ体験的に治る人がいるということを踏まえてミーティングを設定することがほとんどなので、必ずしもミーティングが効果的にリードされているわけではないのです。

ですからグループ・ミーティングは時には有効ですけれども、すべての患者に使える方法ではありませんし、加わっているメンバーによってミーティングの質が大きく左右されてしまいます。グループ・ミーティングを治療に取り入れるにしても、あくまで補助的なものとすべきですし、出ているメンバーの話し合いにすべて任せてしまうというのではなくて、的確なリードのもとに行われるべきなのです。

第5章
ドキュメント・拒食症からの回復　岡野朱里子さん
体重23キロから
奇跡の生還

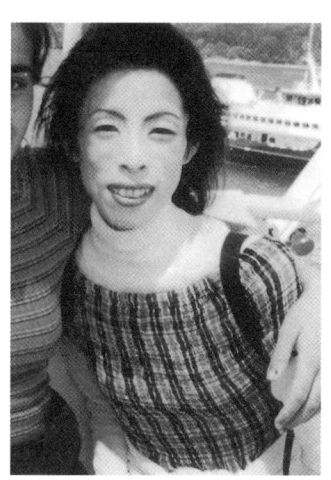

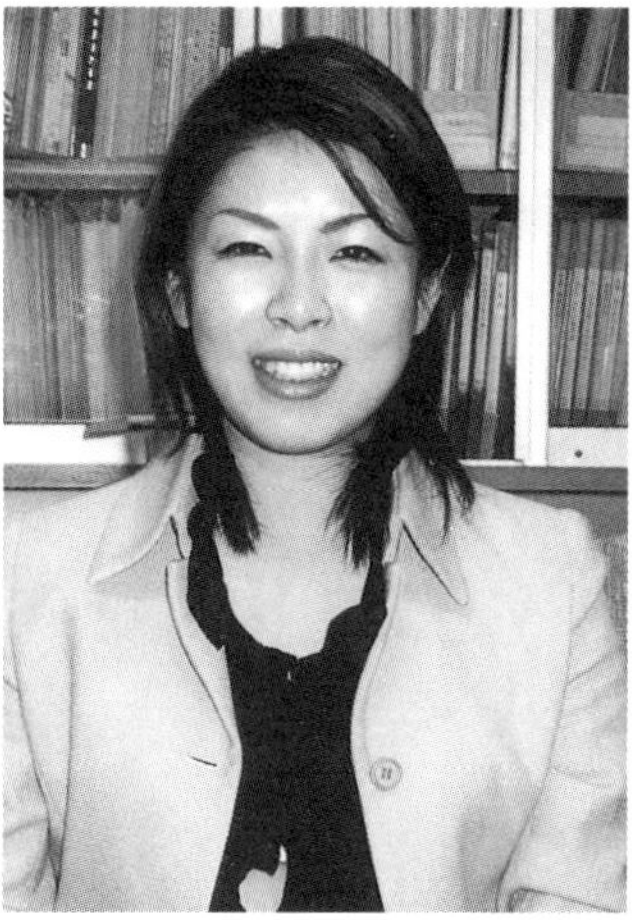

ふっくらと包み込むような笑顔のこの写真の女性と、頬のこけた女性が同一人物だと、すぐに信じられるだろうか。

いま参議院議員・櫻井充さんの秘書として、日々、国会や議員会館から櫻井議員の地元・仙台まで足をのばして活躍する岡野朱里子さん(29)。

「政治の世界で働きたいと子供のころからずっと思っていたので、いまとてもやりがいがあります」

こうして生き生きと働く朱里子さんだが、つい数年前まで拒食症で苦しんでいた。身長百五十八センチと小柄ではない身体が一時は体重二十三キロまで痩せた。医師も周囲も〝死〟を予感した。母親の美千代さんがしみじみという。

「あまりに痩せて〝寒さで骨が痛い〟というので、最期になるかもしれないという思いで暖かいオーストラリアへ行ったのです。そこに〝救い〟があるとは思わず……」

摂食障害に苦しむ女性は全国に五百万人いるといわれながら効果的な治療に巡りあえる人は少なく、まして瀕死《ひんし》の淵から立ち直って一線で活躍する人はごく少数だといえよう。

彼女はこう語った。

「摂食障害になって限界まで痩せ衰えてしまったとしても、決してあきらめないでほしい。私の体験を明らかにすることで、同じ病気で苦しむ人たちに希望をもってもらえたなら……」

死の淵まで追われながら生還した朱里子さんと母親・美千代さんとの歩みは――。

今を遡ること二十二〜二十三年、岡野朱里子さんは香川県高松市内の小学校に通っていた。父親は大手内装資材商社の高松営業所所長。業界でも指折りのやり手で、朝に、晩に、社員を自宅に呼んで食事をさせたり、同じ車に乗せて通勤したりと部下の面倒見もよかった。母親の美千代さん（58）も面倒見のよさでは夫に引けを取らない。嫌な顔も見せずに夫の部下を招き入れ、家族のようにもてなすのだった。賑やかな食卓。若い社員が食べ、飲み、話し、そんな中に笑顔の両親と朱里子さんもいた。

ひとり娘の朱里子さんは家に出入りする社員たちにも可愛がられ〝愛情〟たっぷりに育った——外から見れば朱里子さんの境遇は、〝何不自由ない暮らし〟と思えたことだろう。

ところが朱里子さんはもう〝葛藤〟を抱え始めていた。彼女は誰にも気づかれないまま幼い胸にいくつもの〝不安〟をしまい込んでいたのだ。それは彼女がまだ小学校に上がる前のことだった。靄《もや》の向こうに煙るようにして、だが心の奥底にこびりついてどうしても忘れられない記憶のひとつはこんな情景。

——家族そろって父親の実家に帰っていたとき、親戚が大勢集まった中で〝喧嘩〟が始まってしまった。父親は感極まって男泣きに泣き出し、喧嘩別れをするようにそのまま家族そろって故郷を離れた……。

それがどこまで現実だったのかどうか、わからない。けれど〝親戚中からうちの家族だけが見放されてしまったらどうしよう〟という〝不安感〟は、今も鮮明に残っているという。

そしてもうひとつの記憶。

――ある親戚の人が彼女の目の前でいった。

「朱里ちゃんはこんなかわいくない顔で、かわいそう」

それが彼女が聞いた初めての彼女に対する〝評価〟だった。しかも年齢の近い別の女の子は「可愛い」といわれた。朱里子さんは表情にこそ出さなかったものの、消えてしまいたいほどの劣等感に襲われた。丸顔だったせいか、そのころから親戚の人が彼女を呼ぶあだ名は〝団子〟を縮めて「だご」だったという。大人たちに悪気はなかったことだろう。彼女を「だご」と呼ぶとき、むしろ親しさを込めてそういっていたのかもしれない。けれど、幼い朱里子さんは人よりも〝醜い〟自分の将来に不安を覚え「だご」と呼ばれるたびに新たな不安をかきたてられるのだった。

そして人の目からは賑やかに人が出入りしていた家庭も、朱里子さんとっては気の休まらない場所となった。

朱里子さんが小学二年生のとき、自宅近くにプレハブ二階建ての会社が興された。カーテンの縫製などをする会社だった。母親の美千代さんが社長となった。父親は内装資材を扱う会社で、母親も朱里子さんを出産する直前まで夫と同じ業界で働いていたという経験もあり、会社はすぐに軌道に乗った。

「お母さんは仕事で忙しいから、今日は学校から帰ったら○○さんのお宅に行って夕飯をご馳走になりながら待っていてね。帰ったらすぐ迎えに行くから」

父親は出張が多く、留守がちだった。ひとりっ子の朱里子さんは、学校から帰ると知人の家で過ごした。それは夫の部下の家などで、母の美千代さんにすれば遠慮のないところだった。ところが朱里子さんにとってはよその家庭での食事を苦痛に感じた。

(私はおかずを余分に取りすぎなかっただろうか?)

迷惑をかけているのではないかと、気が気ではない。

(お母さんは九時に迎えに来るといったのに、もうすぐ十時。この家の人たちはもう眠りたいのに、私がいるために無理して起きているんじゃないだろうか?)

そんな心配で頭がいっぱいになるころ、ようやく母親が迎えにくる。でも、朱里子さんは母親にひと言も不満をいえなかった。彼女にとっての母親は強く逞《たくま》しい人で、そんな不安を口に出しても笑われて、逆に叱られてしまうのではないかと思った。週のうち三、四日、あるいはもっと……。よその家庭で夜を迎えなければならない日々が、小学六年になるまで続いた。

幼い日に傷つき、それが癒されないままに成長してしまうことが、摂食障害の芽になります。傷ついた子はすべて摂食障害になるというのでありません。その傷が完全に癒されないままで成長していくと、心の底に「不安」を置いて精神的な成長を遂げることになるので、その後の人間関係に対してどんどん過敏に受け止めるようになっていくのです。その積み重ねがやがて思春期に摂食障害を引き起こすのです。

もし幼いときに傷ついたとしても、それからいい形で両親の愛情を確認できて、その傷に対するはっきりとした癒しを受けることができたら、問題を残さなくてもすみます。

朱里子さんには記憶しているだけで二つの悲しい出来事がありました。

一つは家族と親戚との諍《いさか》いです。それは大人からすれば取るに足らない些細なことだったかもしれません。でも、朱里子さんは強烈に受け止め、心の傷となりました。特に家族が共に幸せでありたいという「共感」が損なわれそうなトラブルに見舞われたとき、心は傷を受けやすくなります。強くあってほしいと思う父親がひどく怒ったり、深く悲しむ姿を見ると、父親をかわいそうに思うのです。幼い子供なのですが、かばいたくてもかばうことができない自分を責める、というふうに気持ちが働いています。

二つ目の傷は、「かわいくない顔で、かわいそう」と親戚の人にいわれたことでした。「だご」と呼ばれた愛称も、口に出して嫌だといえないまま、ひどく傷ついていました。

これも辱めを受けたというより、「共感」できないのではないかという不安で傷ついているのです。どんなことで「共感」するにせよ、親戚の子も自分も同じ条件で、同じ立場に立っているということを前提にして、初めて「共感」できます。しかし、あの娘は可愛いのにお前はかわいくないといういわれ方をして、自分はよその子と同じ条件にないほど劣っている、だからお前は決してほかの子と共感することなどできないのだよ、といわれているように感じて傷ついたのです。

傷ついたことで、心の中から劣等感が消えることはなく、劣っている自分は人間関係で人に迷惑をかけるなど失敗していないだろうかといつも気になるようになってしまったのです。そうした気遣いが、どんどん幼い彼女を弱らせていきました。そのころ、母親は忙しく外出をしていて、朱里子さんは母親に抱かれて弱った心を再生させるという時間を十分に持つことができませんでした。彼女は母親に不満をいったことはないのですが、ずっと寂しいままでした。耐えられないような時間を何年も過ごしていたのです。

摂食障害になる人は総じて高い能力を持っていますが、朱里子さんのように母親の愛情をもっと受けたいと思いながら過ごす場合と、反対に寂しさなどちっとも感じないまま小学校から中学くらいまで自他共にとても元気に活躍して過ごす人とがあります。

それでも心の底はまったく同じことなのです。活躍して過ごす人は何か打ち込むものを見つけて、無意識のうちに心の傷に蓋をしているのです。ですから、思春期に少しのきっかけで打ち込んできたものに躓《つまず》くと、それまで元気を出していた反動が出て急に自信がなくなったり、人に会えなくなったりするのです。

「家庭が壊れてしまう」不安

女性蔑視などの社会問題に対して意識の高い母親と、そういうことにほとんど関心のない父親との違いを、朱里子さんは幼いながら意識しすぎるほど意識するようになっていた。両親が夫婦喧嘩をしていたというわけではないのだが……。母が会社の会議で留守のとき、父親から電話が入る。

「お母さんは？」

まだ会社で会議が終わらない。でも「会議をしている」といったら父親は怒るんじゃないかと案じる朱里子さんは「いま、お風呂に入ってる」と答える。父が聞く。

「朱里子は晩ご飯、食べた？」

「うん、食べた」

まだ食べてはいなかった。

いま朱里子さんはいう。

「二人を怒らせないように、お互いを嫌わないように、と気を遣っていた。怒ったら夫婦喧嘩をするんじゃないか、そうなったら家庭が壊れてしまうんじゃないか。そうならないように両親の間を自分がつなぎとめなければならないといつも思っていた……」

二十年以上も経てから娘にこう打ち明けられた母親は「まさか」と驚いたそうだが、当時の朱里子さんの感受性が敏感にそう感じ、密かに心を痛めてきた。それはまぎれもない事実なのだ。母も父も、朱里子さんをひとり娘として愛したことは疑いない。でも朱里子さんからすれば〝愛されている〟という実感もなく、確信ももてないまま親子の心がすれ違っていた。

母の美千代さんは幼稚園からずっとＰＴＡの役員をしていた。彼女のＰＴＡ役員歴は結果的に一年の休みもなく中学三年まで続く。母親がそれだけ朱里子さんの学校生活に関心があったというよりも、家庭の外に目が向いているのだと朱里子さんには感じられた。

両親が夫婦喧嘩をしているわけでもないのに、両親の間に溝を感じてしまうことは摂食障害の人に共通しています。夫婦に考え方の違いがあることは、むしろ普通のことです。それなのに溝を感じて、自分が間を取りもたなければならないというふうに心配をしてしまうのは感受性が過敏になっているからなのです。

心に受けた傷が癒えていないので、その傷が事あるごとに自分も家族も「共感」できないのではないかと彼女を不安にさせるのです。父と母が共感できていない、もっと仲良くさせなければ大変なことになるのではないかと、いつも不安でたまらないのです。

その傷が自分にも向いて「自分は両親に愛される資格がないのではないか、愛されていないのではないか」という不安にもなっています。

親が自分の子に向かって「好きだよ」とか「可愛いよ」とか「愛してるよ」というのは恥ずかしいかもしれませんが、もし朱里子さんの母親が彼女に対してこうしたほめ言葉を絶やさずに口にしていたら、かなり彼女の不安は薄らいだことでしょう。

でも母の美千代さんは論理的な発想をする理知的な方で、あまり情緒的な言葉を出すのは照れがあったのでしょう。美千代さんは娘を高く評価していたので、学校でいい成績を取るなどしても能力の高さからいっていい成績を取るのは当然というふうに受け止めていたのです。

もし母親が娘のテストの点数を見て、一枚ごとに無邪気に喜んで見せたり、大袈裟すぎるほどにほめてあげたなら、朱里子さんはどれほどうれしかったでしょうか。それだけでも「共感」の部分に受けている傷が癒されたはずなのです。

「弱音を吐いたら母に軽蔑される」

朱里子さんが小学六年のとき、母親が新聞に載った。県内では初めての女性のＰＴＡ会長就任という記事だった。朱里子さんにとって母親は尊敬の対象だった。同時に目立ちすぎる母親を決して快くは思っていなかった。

朱里子さんが中学一年のときだった。母親にいった。

「手足の毛が気になるので、脱毛か脱色かしたいんだけど」

母親はそんなことをいう朱里子さんを軽蔑したように、

「バカじゃない!?」

どんな身体でも、容姿でも、コンプレックスをもつ必要がないと母は教えた。

顔が「かわいくない」と思い込んでいた朱里子さんは友達の顔を正面から見ることを中学まで意識して避け続け、そのことを他人に知られないようにも気を遣った。もし母にそんな悩みを正直にいおうものなら、

「あぁ、そんなことで悩むものなの、あなたって」

といわれるに決まっている。母から軽蔑されたくない。母を怒らせたくない……。次第に言葉を選ぶようになっていた。何も不満がないはずの平穏な家庭で、恵まれた暮らしの中で、どこに向かって訴えることもできないうっすらとした、けれども心にまとわりついて離れない悲しみ……。

――寂しい。

誰にもいえなかった。もし口に出したところで誰が朱里子さんの気持ちをわかってくれただろう。

〝摂食障害〟になった人たちに会っていて気づいたことがある。人はそれぞれ違う大きさの「愛情」の入れ物をもって生まれてくるのではなかろうか。コップほどの大きさ、洗面器ぐらいの大きさや、風呂桶くらい大きかったり、プールのような入れ物もあることだろう。大きな入れ物をもって生まれてきた人は、たくさんの人の上に愛の思いを馳《は》せることができ、多くの人たちに愛情を分け与えることができる。ちょうどマザー・テレサや、ヘレン・ケラーのように。

ところが、大きな入れ物を持って生まれてきた子供は、まずはその入れ物を〝愛情〟で満たさなければならない。人一倍の愛情を必要とする。ところがそういう子に限って感受性が豊かで傷つきやすく、より深くより多くの愛情で満たさなければ〝欠落感〟や〝不安感〟を抱えてしまう。その〝不安感〟が摂食障害の芽となる――。

このころ彼女がずっと〝恐怖〟に感じていたことがある。

（第三次世界大戦が起きたら、どうしよう）

得体の知れない不安感は彼女に〝戦争〟を予感させ、それを振り払うように将来の目標を決めた。

（大人になったら国際協力関係の仕事をしたい。海外の戦乱などで困っている子供たちを助けるために、国連かユニセフで働きたい）

自分が誰かを助ける仕事をするのだ、と思うことで何とも形容できない自分の内側にある〝不安〟をなだめていたのだった。彼女が中学に進むとソフトボール部の部活に打ち込むようになり、両親もそれぞれ仕事で忙しく、家族が話し合う時間はますますなくなっていった。彼女の〝不安〟はその忙しさにまぎれて見えなくなる。

朱里子さんに会った人は、まさか彼女が「かわいくない」というコンプレックスを持っていたとは思わないでしょう。何もなければ、おそらくそんなことは思わなかったはずなのです。

でも五、六歳の子供だった彼女には「可愛い」とか「かわいくない」という大人の基準を客観的に判断できませんでした。親戚の大人から「かわいくない」といわれた瞬間に、大きく傷つき、呪文のように刷り込まれて消せなくなってしまったのです。「心の傷」というものはよほどその傷に焦点を当てて癒そうとしない限り消せないもので、時間がたてば自然に忘れるという種類の感情とは違うということをよく認識してください。その傷を癒そうとする気持ちが自然に働いて、人一倍、愛情をかけてほしいという欲求が高くなっていくのです。

また「戦争が起きたらどうしよう」という不安は、偶然に出てきたものではありません。それは言葉を換えれば「もっと大きく共感を阻む大事件が起きたらどうしよう」という不安です。いまでさえ不安は限界に近いのに、戦争になれば家族もバラバラになるだろうし、二度と修復できないくらい気持ちがバラバラになってしまうのではないかと思うのです。

そして彼女は国際協力関係の仕事をしたいとか、そうした政治的な影響力を持つ仕事をしたいと考えるようになりますが、これも偶然ではないのです。自分が傷められてしまった「共感」を取り戻すために、「優しさを広げる」仕事で、しかも「多くの人にいい影響力を持つ」仕事をしたいと思ったのです。

こういう気持ちは摂食障害の人のほか、意外に思われるかもしれませんが「引きこもり」の人にも共通するするもので、「心の傷」は傷を受ける場所が大脳の視床下部の「共感を求める」場所だからなのです。摂食障害の人に回復への治療を行うときには、このことを念頭に置いて目標を作らなければなりません。つまり「私利私欲」とは対極にある目標でなければ受け付けなくなるということです。

ここで朱里子さんの心には〝不安〟と同時に、まったく正反対の〝野心〟もあったことを明らかにしておかなければならない。

朱里子さんは小学一年生のころから、こんな薫陶を美千代さんから受けていた。

「別に両親の仲が悪かったというわけではないんですが、私は母からずっとこういわれ続けていたんです。〝結婚してからすごくつらくて離婚しようと思ったとしても、経済的に自立していないと子供を抱えて大変かも、と躊躇《ちゅうちょ》してしまうこともある。何でも自分で選択して決断できるようになるには、経済的な自立が必要だ〟と」

学校の成績がよかった朱里子さんは、自分には〝経済的な自立〟をすることができると信じられた。周囲もそんな期待を寄せている、と彼女は感じた。

美千代さんは、女性の自立をそこまで強く朱里子さんに強調したという意識はない、という。

「自分の母親もずっと働いて私たちを育ててくれましたし、女性でも働くのは当たり前だと思っていました。ただ、女性が働くのが当たり前のこととされていない世の中だったので、当たり前にすればいいと思っていたのです」

ともかく、母の影響もあって朱里子さんは男性に互して働ける国連や政治の場で活躍したいという〝野心〟を描くようになっていた。

いまからするとそれはある種の〝ノルマ〟として彼女にプレッシャーを与え続けていただろう。もし思いどおりの〝経済的な自立〟が不可能になったなら、野心が絶たれるだけでなく、幼いころから母から受けてきた薫陶を裏切ることになってしまう。それも〝拒食症〟の芽になっていたのでは――。

大学の進学先を選ぶとき、朱里子さんは母にいった。

「名古屋にある福祉系の大学に行く。日本の福祉政策を変えたいから……」

「福祉政策を変えるというなら、やっぱり〝東大〟に行かなきゃ無理よ」

母は正直な気持ちをいったのだが、その言葉がグサリと朱里子さんの胸に突き刺さる。朱里子さんにすれば、母に納得してもらえる大義名分がつく大学に行かなければと焦っていた。

「私は福祉の現場から変えていきたいのよ」

自分の学力からいって幼いころからの夢だった国連やユニセフ、あるいは政治に近い場で働くのは難しいと朱里子さんはあきらめかけていた。でも自分に力がないと認めるようなことは、怖くてできない。弱音を吐いて母から軽蔑されるのはもっと怖かった。

（福祉大なら推薦で入学できるから絶対に落ちなくてすむ。東京の大学にも行きたくない。東京という広い世界に出ていくのが怖い）

母の美千代さんは、そんな娘の気持ちを見抜いていた。しかし、娘の本心に迫って本音で話し合うことが〝愛情〟だと美千代さんは思わなかった。こう考えたのだ。

（自分は母親や姉からいつも思うとおりにさせてもらってきて、それがうれしかった。娘にもやりたいようにさせるのが愛情というものだろう）

実はこのころ、朱里子さんの家族は〝奇妙〟な関係になっていた。朱里子さんがバイトをした居酒屋で働いていた男の子が同居するようになっていたのだ。その男の子は中学生にもかかわらず家庭の事情で中学にも通わずに居酒屋でバイトをしていた。たまたま父親の行きつけの店でもあり、事情を知った一家はその男の子を親代わりとなって引き取り、家族同様にして学校に通わせた。その男の子を含めて〝四人家族〟になっていたのだった。男の子は新しい〝両親〟によくなじみ、本当のわが家のように振る舞う。

（お母さんは私よりもあの子ばかり可愛がる……）

屈託なく何でも母親に話す男の子が、自分よりも深く母親とつながっているように朱里子さんには見えた。遠くの大学に行ったならば母を取られてしまうような危機感も覚えていた。

幼いころから、大きな目標を持って生きていくのはある意味で有意義なことです。でも感受性の敏感な子がそれを「こうでなければならない」というノルマのように受け止めてしまうと、挫折したときに「自我の崩壊感」を味わうことになってしまいます。

朱里子さんの場合には小学校の低学年から「経済的な自立」は、絶対に達成しなければならないものと受け止めるようになっていました。いつもそれが念頭にあって学校の勉強や、友人関係や、いろいろな体験を積み重ねて思春期まで成長すると、自我の中に「経済的な自立」という目標が二度とほぐすことができない形で織り込まれてしまうのです。

そうなると誰でも成人してから「経済的に自立できなかったとしてもいいのだ」と考え直すのは不可能になってしまいます。もし「自立できなくていい」と考え直そうとするなら、自分の「自我」をすべて解きほぐして「経済的な自立」をすることを前提に積み重ねた体験を、「経済的に自立しなくてもいい」という考えのもとに重ね直さなければ自分の「自我」は成立しなくなってしまうのです。

しかし、実際に小学校低学年まで遡って「経済的に自立しなくてもいい」ことを前提にすべての体験をやり直すことはできません。それで「自我」の崩壊感を味わうのです。

朱里子さんは大学を選ぶ際に「日本の福祉政策を変えたい」から福祉系の大学に行くといいました。

これは母親と朱里子さんとの間で暗黙のうちにできていた「日本をリードするような人間にならなければ」という合意を裏切りたくない、という気持ちから出た言葉でしょう。同時にそれは自分の「自我」を守るための言い訳であったように思います。

朱里子さんは志の高い少女でした。そういう志を実現するつもりで成長してきて、思春期を迎えていたのです。その志の高さが「日本の福祉政策を変えたい」といわせたのです。

でも、母親は簡単にそれが言い訳であることを見抜いてしまいました。このとき朱里子さんはすでに「自我の崩壊感」を味わっているのです。

経済的にも自立し、世の中をリードし、多くの人に影響力をもつ仕事をすることを前提に成長してきた「自我」が、「福祉現場で働く人」になるのでは矛盾してしまうのです。もし母親が納得したとしても、彼女自身が納得できないでしょう。そこに大きな葛藤が生まれるのです。

朱里子さんは大学に入って間もなく拒食症が始まります。それは予定していた道をはずれてしまったことを自分自身が強く感じて、許せなくなったからです。

大学に行きながら懸命に受験勉強をやり直して、立命館大学に編入します。本来ならこれで軌道修正できるはずでした。そこで拒食症も治りそうなものですが治りません。拒食症は「共感」の中枢がひどく阻害されたことがもとで「食欲中枢」が変調をきたす病気です。一度、発症してしまったら「共感」の中枢まで遡って傷に癒しを与えなければ治らないのです。

気づいたら、拒食が始まっていた

朱里子さんは名古屋の大学に入学し、ひとり暮らしを始めた。大学に通い始めてすぐ、自分には合わないことに気づいた。

（同じような夢や考えを持っている人に出会えない。大学なら政治の話をする相手がいくらでも見つかると思っていたのに……）

入学直後、気がついたときには食事制限を始めていた。お腹いっぱい食べると強い〝罪悪感〟にさいなまれた。誰かと話したり、遊んだりすることも、一切やめた。いま彼女はその時の気持ちをこう振り返る。

「拒食が始まったのはこの大学でいいのか、と悩んだせいかどうかもはっきりとしません。理由が何かを考える間もなく、いきなり食事を制限したし、人と遊ぶのもやめました。人と会うと自分のペースが崩れてしまうから……」

何をするというのでもない。アパートと学校の往復しかしない。それでも決まったペースで暮らす〝スケジュール〟へのこだわりも強くなった。新たな目標もはっきりと定まった。大学に入り直すことだった。彼女は京都の立命館大学に編入しようと決心した。

ご飯は一回百グラムしか食べない、油はまったく使わない、と食事制限をするようになり、どんどん痩せていった。〝食べ方〟を忘れるほどに拒食はエスカレートしていった。おにぎりは三分の一、シソ一枚、梅干し一個を三回に分けて食べる、海苔一枚、ドーナツ五分の一……。朱里子さんの身長は百五十八センチ。大学入学時に四十六キロあった体重が、その年の冬には三十六キロまで落ちた。

美千代さんが娘の〝異変〟に気づいたのは大学二年の五月に帰郷したときだという。

「痩せてきたけど、何か病気じゃないの？」

まさか食事をきちんと食べてないとは思わなかった。

「ううん、何でもない」

美千代さんは、娘は何でも話してくれるはず、と信じて疑わなかった。それ以上は追及しなかった。

大学二年になってから朱里子さんは親戚の家に下宿した。ここで食事を一緒に食べれば問題はなくなるはずだった。けれど、その時には朱里子さんの三食のメニューがきちんと決まっていた。朝はキノコとコンニャクだけを入れたみそ汁。昼はキノコとコンニャクを炒めたものとわずかなご飯だけのお弁当。夜はサラダだけで、おかずもご飯も一切食べない。

親戚の人と同じ食卓についても、彼女は自分が決めて自分で料理したものだけしか口に入れなかった。何日も、何か月も、同じメニューがずっと続いた。

大学二年のとき立命館大学国際関係学部の編入試験に合格し、三年から京都に移った。うれしかった。挫折を克服できたはずが、〝脳〟が食事を受け付けない。心の奥底に積もったうっすらとした〝不安感〟、うっすらとした〝恐怖〟は、形も見せず、その自覚もないまま食べることを許さなかったのだ。体重は三十三キロになっていた。

「本当はどうしようもなく食べたかったんです。食べ物を目の前に並べるんだけど、口にできない。口に入れたとしても、すぐに吐き出してしまいました……」

ある日、大学の医務室の先生から呼び出された。

「あなたは絶対におかしい。病院に行きなさい。行かないのなら両親に報告する」

指示されるまま循環器科を受診する。すぐに診断が出た。

「あなたは摂食障害です。私が書いた本を買って、それを読んで治しなさい」

朱里子さんが本を読むと、症状がぴたりと当てはまる。私は〝拒食症〟だと改めて思ったが、その本に載っていた〝治療法〟にはがっかりさせられた。千二百キロカロリーのメニューどおりに食事を作って毎日食べる、というもの。

(食べたほうがいいことはわかってる。食べられたら悩まない……)

通院もやめてしまった。拒食は続く。大学四年になるころ、二十八キロまで体重が落ちていた。ちょうど父親が単身赴任で大阪に移って来た。痩せすぎて危ないからと、父親と二人で暮らすことにした。従姉妹が看護師をしている大阪市立大学病院に通うようになった。鍼《はり》治療にも通った。大学にも休まず通い続けた。どんなに痩せても動かずにはいられなかった。

「なぜ食べない。なぜ飲まない。なぜ痩せているのにそんなに運動ばかりする……」

父は口を開けば怒った。そして時々、あまりに痩せながらなお食べようとしない娘のために、背中を丸め、息を殺して泣いた。

このままひとり、死んでしまうかも

体重が二十キロ台になると、食べたくて、食べたくて、たまらなくなった。彼女はいう。

「家から駅までの間にあるレストランのメニュー、お総菜屋さんで売っているおかず、全部、暗記してしまいました。頭の中は食べることばかり。寝ている間も夢うつつで口を動かしてしまうぐらい、食べたかった。でも、いざ食べようとすると食べられない、水も飲めない……。頭の中で誰かに〝口にするな！〟と指示されている感覚でした」

もうキノコもコンニャクも、何も食べられなくなっていた。ふと真夜中にゴミ箱をあさって父親が食べた魚の骨をしゃぶった。頭の中に「食べるな！」と指示する声がなかった。誰にも「食べた」と気づかれないように少しだけ食べるのだが、それも自分の意志ではコントロールできなかった。ちゃんと食べたいのに食べられない。毎日、毎晩、苦しくて苦しくて、ひとり隠れて泣いた。孤独だった。

誰も助けてくれなかった。誰に助けを求めたらいいのかもわからなかった。そして、体力の限界がやってきた。

大学四年のゴールデンウイーク休みを実家で過ごし、大阪に帰ったとき、朱里子さんは新大阪駅のホームにヘナヘナとへたり込んでしまった。動けない。心臓がバクバクと音を立てた。ようやくベンチにたどり着いて座った。それまで二十八キロあった体重が、わずか一週間で二十三キロに落ちていたのだった。

この異常な痩せ方を、母親はなぜ放置したのだろうか。今だからこそ、美千代さんは噛みしめるように話す。

「〝体重三十キロを切ったんと違う？〟と聞きました。病院に一緒に行こうといっても〝行かなくてもいい〟といわれてしまいます。そのころはフワッとした服が流行で深刻さがよくわからないということもありました。朱里子は〝しんどい〟といいながらも、それ以上は何もいってくれなかったのです。私としても困った現実を明かされたくない、という逃げの気持ちがあったと思います……」

それでも大阪に帰るときには「アパートに着いたら必ず電話をちょうだいね」といって送り出していた。

新大阪駅のホームで腰が抜けたように座る朱里子さんは、骨と内臓を皮膚が覆っただけの老婆とも見紛う姿……。動けなくなった彼女に誰も声もかけず、見て見ぬ振りをして通り過ぎる。そのままどれくらいたったのだろうか。夢のように時が流れた。

ふとわれに返った朱里子さんは、怖くてたまらなくなった。

(こんなふうに誰にも気づかれないまま死ぬのかも……)

それまで一度も弱音を吐いたことのなかった朱里子さんが、母親に初めて助けを求めた。ホームから実家に電話をした。

「このままアパートに帰ったら、誰も知らないところで死んでしまう気がする。今から伯母ちゃんの所に行く……」

美千代さんは心配していた。とっくに大阪に着いているはずの娘から電話がなかったので、半狂乱になって待ちかねていた。力のない電話の声を聞いたとき娘の〝拒食症〟と向き合わなければならないギリギリのところまで来てしまったのだと、今度という今度ははっきりと悟った。美千代さんはすぐ、娘の待つ大阪へ向かった――。

娘が拒食症になったと知って心を痛めない母親などいません。美千代さんも朱里子さんの摂食障害に早い段階でそれとなく気づいていたといいます。それでもまさか自分の娘が摂食障害だとは信じられない気持ちになり、また信じたくない気持ちにもなって、できれば見て見ないふりをしているうちに治ってほしいと、心の中で祈っていたのです。

母親は何度も「一緒に病院へ行こうか」と声をかけ、そのたびに朱里子さんは「行かなくてもいい」と断っていたことも事実なのです。

朱里子さんが病院に行きたくなかったのは、病院でも専門書でも自分が理解されていないと感じたので、行くだけ無駄だと思ったからでした。

朱里子さん自身、どうしたらいいかわからないまま身体は限界まで痩せてしまったのでした。「死」を意識してから初めて朱里子さんは「助けて」と声にしたのです。彼女の心の痛みが、そうなるまで「助けて」といわせなかったのです。

「すべてを娘にかけよう」母の決心

朱里子さんが新大阪駅で倒れた日、香川県高松市から駆けつけた美千代さんを交えて、大阪の伯母の家はさながら親族会議のようになった。たまたま朱里子さんの従姉妹二人は看護師をしていたことから、摂食障害のことも知っていた。朱里子さんの従姉妹は、涙ながらに美千代さんを責めた。

「美千代姉ちゃんはこれまでずっと朱里ちゃんを大事にしてこなかった。朱里ちゃんの気持ちがまるでわかっていない。いまだってこんなになるまで朱里ちゃんをほっておくなんて、母親なのにどうしてわかってあげないの！　朱里ちゃんがあまりにもかわいそう。美千代姉ちゃんが悪い！」

その場に居合わせた人はみな、口々に美千代さんを責めたてた。

朱里子さん自身は〝拒食症〟の原因が母親にあるとはそれまで思ってもみなかった。ただ、母親がＰＴＡで家を留守にしたり、朱里子さんが小学二年生のときに興した会社の経営で忙しく、彼女がよくよその家に預けられていたことは事実だった。彼女は漠然とした孤独感をひとりで抱え続け、人にいえないコンプレックスに小学生のころから悩まされていたことも確かだった。

美千代さんは愛情を注いで育ててきたと自負していた。でも誰の目にも明らかなほど痩せていながらそれまで具体的な行動を起こさなかったということは、少し〝遠慮〟のある親子関係だったといえるかもしれない。それまでは朱里子さんにも、美千代さんにも、自分たちの親子関係に明確な形で不満を持った覚えはない。美千代さんがおずおずといった。

「親というのは子供の気持ちを大事にするものだと思っていた。だから朱里子が〝病院には行きたくない〟といえばそれを曲げて連れていくことはできなかった……」

すると輪をかけて、その考えが間違っていると攻撃された。目の前にいる朱里子さんは骨張って目ばかりギョロリとさせ、母のよく知る娘とは違った形相になっていた。それを見るとき母は「責められても当たり前だ」と思う。けれど娘を大事に思ってきたという気持ちにも偽りがなく「責められるのは理不尽だ」とも思った。責められる美千代さんは自分の半生そのものを、人格そのものを否定されているように感じて混乱し、気持ちが落ち込んだ。その落ち込みようは、誰も共有してくれる人がいなかった。責められたあげくに、こんな結論が出された。

「母親なのに仕事、仕事、仕事で朱里ちゃんを見てこなかった。それで朱里ちゃんをここまでしてしまったんだから、ここからは朱里ちゃんのためにすべてを捨てるべきだと思う。香川から大阪に出てきて朱里ちゃんと一緒に住んで、ずっと朱里ちゃんのために尽くしてあげて——。朱里ちゃんが大事ならもう会社からの電話を取っちゃダメ。ファックスもしちゃダメ。携帯電話もしちゃダメ。朱里ちゃんのことだけ考えて」

美千代さんの経営する会社は手広く二十人ほどの人を使い、順調に収益を上げていた。会社との連絡を一切絶つということは、ここまで育てた会社をつぶすにも等しい。美千代さんは覚悟を決めた。

（もしつぶれたら、それも後進を育ててこなかった私が悪い。もう朱里子だけにすべてをかけよう）

朱里子さんが倒れてから美千代さんがとった行動は誰にでも真似のできることではありません。それまでPTA役員、そして会社の経営者としてずっと外に向けてきた気持ちも時間も、そのすべてを朱里子さんのためだけに使うことにしたというのです。仕事人間が、仕事から離れることにしたのです。

書けば簡単ですが、利益の上がっている会社がひとつつぶれるのです。そこで働いている従業員二十人が仕事を失うのです。それまで自分の築き上げてきた信用も資金もすべて失うことになるのです。母親の美千代さんは「それでもかまわない」と思ったのです。

美千代さんはこのとき反省してそう考えたのではありません。あれだけ可愛がって育ててきたのに「理不尽なことで、娘から責められ、親戚から責められ、そして自分自身からも責められている」と感じていました。自分のどこに非があったのかわからない、いやこういう現実は認めざるを得ないけれども、自分としては悪いところがあったとは思えないとさえ感じていたのです。

それでも仕事をやめて朱里子さんと向き合うことにしたのはこういう理由からです。

「ひょっとしたら朱里子は死んでしまうかもしれない。朱里子を死なせるわけにはいかない、と思ったのです」

娘を死なせないためには自分が悪者になってもかまわない、どういわれようがかまわない、財産のすべてを失ってもかまわない、とお腹の底から覚悟を決めたのです。娘だけに向き合うという半端な覚悟ではありません。身も心もすべてを投げ出して、朱里子さんの前に下女のようにひれ伏して朱里子さんに仕えようと思ったのです。この覚悟が朱里子さんを救うことになったのです。

「ごめんね」母はひたすら謝り続けた

たまたま父親も大阪赴任中だった。一家は香川県の自宅と会社をそのままにして大阪のマンションで一緒に住むようになった。朱里子さんはこのまま衰えて死んでいく、誰の目にもそうとしか見えなかった。美千代さんはただ〝悲しみ〟のほかは何も考えられなかったという。

どこに行くにも美千代さんは影のように朱里子さんに寄り添った。朱里子さんは大学を決して休もうとはしなかった。大学を休み始めたら体力は元に戻らず、きっと卒業できなくなってしまうとわかっていた。もし大学を卒業しなかったら〝女性でも経済的に自立できる仕事に就く〟という幼いころから心の芯に染み込んでいる思いにはずれることになり、それは考えられないくらい怖いことだった。どうしても譲れなかった。

病院の精神科にも親娘で通うようになった。朱里子さんは不毛な治療だと感じた。たとえばこういう治療だ。問診で二百ほどの多様な質問に答える。それをインターンの医師が点数化する。その結果をもとに、担当医師が朱里子さんの顔を見ることもなく形式的に質問をする。

「入院したほうがいいですね」

何度、医師からこの言葉を聞かされたことだろう。朱里子さんはそういう治療に対してこう話す。

「すごく事務的な感じでした。入院したとしても体重が一キロ増えたらテレビを見てもいい、もう一キロ増えたら週刊誌を読んでもいい、また一キロ増えたらおトイレまで一人でいってもいいがそれまではおマルを使わなければならない、体重が何キロになるまでは親に会ってはいけない……。そういうマニュアルを作ってそのとおりのやり方をするんです。結局、心が伴わないから治らないんです」

彼女は入院しなかった。大学に通い続けて卒業すること、卒業論文をまとめて提出すること、それを拠《よ》り所に通学を続けた。そんな彼女に主治医はこんなことをいったという。「あなたはもう太れません」「入院しないんだったらもう知らないよ」「入院しても死ぬだけでしょう」……。体重を量る日には、入院させられるのが嫌で重りをそっとポケットに忍ばせて体重計に乗った。

美千代さんは毎日、娘と夫と自分のための食事を作った。朱里子さんはひと口も食べなかった。三人の食事は重苦しい。父も母も食べない娘を見て涙を流した。その両親を朱里子さんは冷ややかに受け止めていた。極端に痩せた身体で体力がなく、ときにはイライラして母を責めることもあった。

「あなたが私に対して間違った育て方をしたから、私はいつもプレッシャーの中で苦しくしか生きられなくなってしまったのよ！」

それまで両親と親子喧嘩らしいことさえしたことがなかったのに朱里子さんは怒りの矛先を母親に向け、鋭く言葉を投げつけた。そういいながら、何をいっても黙って受け止めてくれる母親に対して申し訳なく思った。朱里子さんは母を責めて困らせたくないのについイライラして責めてしまうという葛藤にも悩まされた。

親からすれば子供に期待はしたもののプレッシャーを与えようとしたわけではない。しかし娘の骨ばかりの身体は痛々しく、深い悩みを無言のうちに物語っていた。

朱里子さんの体力は限界まで来ていた。朱里子さんは大学に入ったころからもう何年も、生理が止まっていた。髪も抜けて薄くなった。筋力の衰えは日常生活にも支障があった。皿を持つ力もない。階段の上り下りが苦しい。

電車に乗って座席に座ると筋力がなくて立てないので、立っていた。あらゆる筋力が落ちているので便意が我慢できない。駅には和式のトイレしかなかった。どんなに汚くても入るしかない。壁や床に手や膝をついて汚れるだけ汚れて用を足す。ドアは開いたままにして、終わったら母親の手を借りてようやく立ち上がる。毎日、毎日、どこへ行くのも一緒だった。

道を歩けば、朱里子さんのすさまじい形相にすれ違う人が振り返る。指をさす人もいた。朱里子さんには顔の筋肉がないので表情も作れない。彼女はイライラを持て余した。予定した電車に乗り遅れると朱里子さんは母に怒った。

「あなたが家で靴を履くのに時間がかかったせいで乗り遅れた!」

すべて母親を悪者にした。美千代さんは「ごめんね」と謝るばかり。従順に、従順に、ただ朱里子さんのいうとおりに従い、叱られていた。朱里子さんは怒りを爆発させているときでも、理不尽な怒りにどこまで付き合ってくれるのかと不安に思ったり、本当は好きな母親につらい思いをさせてすまないと思い続けた。それでも素直にその気持ちは表に出せなかった。

美千代さんは楽しい雰囲気を作ろうと努力した。外食なら気がまぎれて食べられるからと、レストランに連れていく。つい朱里子さんは母を責めてしまう。

「小学校のときお母さんは仕事だからといって私をよその家に預けたわよね。私がどんなにつらい思いをしたか、知らなかったの？　迷惑をかけているんじゃないかと気が気じゃないのに、お母さんは平気で遅れてきたりした。私はそれをお母さんにいおうとしたけど、聞いてくれそうになかったからずっとひとりで我慢していた……」

責めるだけ責めると気持ちの引っ込みがつかなくなり、自分のために取った料理を、無理に母親に食べさせるという方法で〝償い〟を強要してしまったりもした。家で自分が食べられない分を美千代さんに強引に食べさせたこともある。美千代さんはいわれるままに食べ、時には気分を悪くして嘔吐した。高校までの明るく笑いの絶えなかった家庭が様変わりして、怒りと、罵声《ばせい》と、涙しかない家庭になっていった。

道を歩いていても朱里子さんは感情が噴き出して止まらなくなり、突然、美千代さんに怒鳴ったり、泣き出したりもした。あまりの栄養失調のために順序立てて考えたり、感情のコントロールをしにくくなっていた。娘も母も得体の知れないものに苦しめられていた。美千代さんはいつか大阪湾の満潮時間をいつも頭に入れるようになった。海に入るのにいい時間を知るためだった。

（私が二十四時間付き添っていても、もう治らないかも……。このままでは私も娘も一生、世間から取り残されてしまう。あの子もこれだけ苦しんでいるのだからラクになりたいだろう。行くときはあの子と一緒に行こう）

できるだけのことはした。なのにどこにも出口が見えない。死を思う時間だけが美千代さんの楽しみとなった。朱里子さんの母親を責める言葉は容赦がなかった。

「あなたは言葉では私にいわないけど、私が悪いって身体で表現しているのよ。やめてよ」

ここまでいいながら、朱里子さんは母親から「もういい」と投げ出されるのを恐れている気持ちもあった。どうしてそれほど母に当たってしまうのか朱里子さんにもわからなかった。でも、外に出さずにはいられない苦しみと怒りが身体の中にどうしようもなく渦巻いていた。

母親の美千代さんは、朱里子さんの暴言を甘んじて受けることで彼女の「心の傷」を癒していました。この時、母親が誰よりも素晴らしい治療者になっていたのです。

子供のころに受けた「心の傷」は摂食障害という形で表面化しましたが、摂食障害に入る時点では、自分が傷ついているとか傷が癒されてこなかったという自覚はありません。

いわば無意識の自殺行為ですから、寂しさとか怒りを感じないまま弱っていくだけです。傷ついたのも自分が悪いから、と無意識のうちに思っているのです。

しかし、回復する段階になると「またあんなつらい人生を生きるのは嫌だ、あんな人生なら治りたくない」と恐怖心が出てきて、そこで初めて心が痛みを訴え始めるのです。

その訴えを真正面から聞いて傷つけてしまったことを謝れば、それだけ癒されていきます。そもそも朱里子さんが傷つけられたのは小学校に入る前だったはずです。ただ、その傷を癒してほしいという気持ちをずっと抱えていたのに母親は外出がちでした。そして今度は、その気持ちをわかってもらえなかったということが傷になってしまったのです。

朱里子さんも、母親だけが悪いという気持ちでいたのではありません。母親大好きという気持ちは、ずっと変わりませんでした。申し訳ないと心の中で謝りながらも怒りを吐き出すところが母親しかなかったために、大好きな母親に暴言を投げつけることをやめられませんでした。

母親の美千代さんは、つらかったはずです。そのつらさに耐えて、娘の暴言に反論はしませんでした。ちょっとでも自分の考えをいおうとすると、娘が輪をかけて怒りを爆発させるのを知って、しまいには何でもいいなりになったのです。娘が間違ったことをいっても、無理難題をふっかけても、すべてを肯定して、すべてを受け容れたのです。それがわざとらしいと責められても、自分の気持ちをすべて殺し、甘んじて聞き流したのです。

外を歩けば朱里子さんに向けられる白い目より、母親とわかる美千代さんに向けられる目のほうにこそ棘があったはずです。それも彼女は厭いませんでした。

あらゆるつらさを隠し、美千代さんは努力して娘に笑顔を向け続けていたのです。これほど理想的な治療者はいないでしょう。理想的な治療をしていたといえます。

「病気と闘うのは一人じゃない」

美千代さんが朱里子さんに二十四時間寄り添うようになって半年が過ぎた秋、卒論が完成して無事に提出することができた。もう授業に出る必要はなく、卒業を待つだけだった。ふと、朱里子さんがいった。

「寒くて、骨が痛い」

少しの寒さが骨に染み、残りわずかな体力を奪った。美千代さんは娘がもう長くないことを悟った。娘の好きな海外に連れ出してあげたいと思った。

「じゃ、どこか海外の暖かいところに行こうか」

オーストラリアに向かった。季節が反対の南半球なので暖かさも十分だった。美千代さんは娘のために蓄えを全部使い尽くしてもいいと覚悟を決めていた。会社がつぶれるのもしょうがないとあきらめた。自分はそのつもりがなくても娘を苦しめたのかもしれないと、美千代さんも深く傷ついていた。ただひとつ確かな気持ちがあった。

(朱里子に死なれたくない……)

オーストラリアでは朱里子さんの異様にやせた姿を見咎《とが》める空気も薄く、気分よく過ごすことができた。来る日も、来る日も、海辺に座って二人でじっと海を見ていた。いつまでと帰る日の期限も設けなかった。娘のために、ここまで自分を投げ出す母親がいるだろうか。社長として会社経営に奔走し、PTAの役員を十年以上も続け、あまり家庭や娘に目を向けない人だとばかり思っていたあの母親が、いきなり何もかも投げ出して朱里子さんに寄り添い、見知らぬ国の浜辺で寄せる波、返す波を見つめている。――朱里子さんは凍りついていた心が少し溶け始めるのを感じた。

ある日、Tシャツを売っている店の女性が声をかけてきた。

「拒食症じゃない？　私の知ってる先生にいい人がいるから紹介してあげる。行ってみない？」

美千代さんは英語が話せないが、朱里子さんは日常会話は問題なくできた。紹介された精神科の医師は、最初に彼女をまっすぐに見つめてこういった。

「あなたは今までいっぱい辛抱してきたんだと思うよ。僕に対しては遠慮なく本気でぶつかってくれればいい。我慢しなくていいんだよ。そのままの朱里子を全部、ぶつけてくれたらいい。君のすべてを受け止められるくらい、僕は強いから——」

この言葉を朱里子さんはどんなに心強く聞いたことだろう。また医師はこうもいった。

「ひとつお願いがある。綱引きに勝たなければならないんだ。その相手は〝拒食症〟だ。こっちから引っ張るのは僕と、君と、お母さんと、お父さんだよ。病気のほうに引っ張られたらこの闘いには勝てない。でも僕たちがついているから大丈夫だ」

イライラの募るままに怒りを母にぶつけたりもしたが、闘う相手は母親ではなかったのだ。母親は味方なのだと医師は教えてくれた。母が付き添ってくれるようになってから、気持ちは子供のころより母に近づいていた。さらに医師はこう続けた。

「これからのほうが今まで来た道よりもずっとつらい。でもつらい道を僕たちは一緒に歩くんだ。つらいけど頑張っていこう」

朱里子さんは初めて拒食症からの出口を指し示してくれる人と出会えた、と確信した。拒食症で食べられないときには、身体が衰えるというつらさはあるけれどもそれは身体的なつらさであって精神的なつらさではない。精神的には治り始めてからのほうがつらいのだ。

――〝拒食症〟はあまりにも傷ついた心が、無意識のうちに自らの身体を〝死〟へと向かわせているものといえる。〝死〟から〝生〟へと方向転換をするには自分の傷つきすぎた心に向かって「生きてもいいんだよ」といい、意識の下にある自分の〝心〟に納得してもらわなければならない。でも、傷ついた心はまた痛みに向かうのが嫌で「元気になりたくない」と拗《す》ねている。その葛藤が「食」を軸に起こるのだ――。

第一の治療者が母親の美千代さんで、朱里子さんの受けた傷をずっと聞き続けることで心の傷を癒していました。朱里子さんはオーストラリアに行った段階で、だいぶ心の苦しさを吐き出していたはずです。

オーストラリアで出会った医師・アンソニーさんは、第二の治療者といえるでしょう。彼は朱里子さんが初めて認めた「治療者」です。彼は非常に重要なキーワードを二ついっています。

「僕に対しては遠慮なく本気でぶつかってくれればいい」

治療をする人は、「僕」が治すと宣言することがとても重要なのです。「医師」だから治すのではありません。「僕」が治すといった時には「僕という個人の感受性であなたを受け止めるよ」という意味を込めているのです。ずっと治るところまで「僕と一緒に行こう」と宣言することで、摂食障害の人は「この人と一緒に治る」と初めて思えるのです。

二つ目のキーワードは、

「君のすべてを受け止められるくらい、僕は強い」

これは必ずしも治療者は宣言する必要はありませんが、こういう意識を持つことがとても重要なのです。摂食障害の人や精神的な葛藤を抱えている人は、自分が精神的に不安定だということをよく知っています。治療をする人も不安定だと、安心して自分の頭の中にある葛藤のすべてを広げて見せるというわけにはいかなくなるのです。

治療をする役回りの人は「僕が心配している」「僕はうれしい」というふうにいつも「僕が」を主語にして、摂食障害の人と向き合うことが大切です。「お父さんが心配している」とか「お母さんがかわいそうだ」とか、決して他の人を引き合いに出してはいけません。それは治療を専門とする医師やカウンセラーも同じことです。いつも「僕が」「私が」という個人的な立場で向き合ってください。

食べて、泣いて、暴れる日々

それまで何も食べていなかった朱里子さんがパンを一つ食べた。

「こんなに食べてしまった！」

食べたことが悔やまれて、自分を責めてしまう。「あぁ、食べてしまった！」と泣き、暴れ、部屋中を走り回った。

（太っちゃいけない。太るのが怖い。だから食べるのが怖い）

なぜ怖いのかは、朱里子さんは自分でもわからなかった。興奮が収まると、疲れて、またお腹が空いている。食べたいけど、食べるのが怖い。泣く。わめく。美千代さんがとりなす。

「食べても大丈夫。食べても大丈夫だよ」

それに力を得てまた小さなパンを食べる。するとまた暴れ出す。こんなことを一日中繰り返した。

精神科の医師のもとへ、毎日、バスに乗って通い続けた。医師は朱里子さんを励ました。

「あなたはもう何年もまともに食べていない。あなたがこれまでに食べ損なった食事を並べていったら、何部屋もいっぱいに埋まってしまうくらいの量になる。体重を戻そうと思ったら、それくらい食べても平気なんだよ」

一回の診察に約一万円の費用がかかった。美千代さんは惜しいと思わなかった。もう一人、別の拒食症を専門とする女性のカウンセラーを見つけて、そこにも通い続けた。

摂食障害になった女性は不思議に〝スケジュール〟どおりに暮らすことを自分に課すようになる。朝は五時半に起きた。一時間の散歩。朝食。外で散歩。十時に軽食。散歩。十二時、昼食。散歩。病院。散歩……。病院に行くバスに予定より一本でも乗り遅れると〝スケジュール〟が狂ったと落ち着かなくなり、発作のように暴れた。心の拠り所を見失ってしまう状態で摂食障害に入るので、見失った心の拠り所の代わりに〝スケジュール〟を生きていくための重要な指針とするのかもしれない。頭の中は食欲とそれを抑制する気持ちが渦巻いていて、それから逃げるようにひたすら歩き続けるようになっていた。

異国の地・オーストラリアで暮らすうちに、二人は日本では感じられなかったような連帯感で結ばれていた。オーストラリアには都合八か月間滞在し、体重二十八キロまで増えて帰国した。

日本に戻って香川県の実家で暮らすようになってからもやはり、〝食べたいけど怖くて食べられない〟という状況が二年続いた。朝起きてから、夜の十一時半に寝るまで、座ることがなかった。食欲を忘れるために日がな散歩するほか、家の中ではルームランナーで歩き続けた。体重が軽いために風で歩道から飛ばされ、車に跳ねられて七針縫ったこともあった。

筋肉がないから転びやすい。帽子をつけ、サポーターを巻き、風に飛ばされないように重りを入れたリュックを背負って、黙々と歩きまわった。それは猛烈な食欲との闘いでもあった。スーパーに入ったら、手当たり次第に食べてしまいたくなるのをようやくこらえなければならなかった。体重計に乗っては泣いていた。その当時を朱里子さんはこう振り返る。

「まだ治りたくなかったんです。まだ社会に出る心の準備ができていなくて、体重が三十キロになったら社会に出る準備をしなければいけないんじゃないかと、心のどこかで怖がっていた。食べたいのに怖くて食べられない自分を演じ続けなければ、という思いがあって苦しかった」

食べたならば〝過食〟や〝過食嘔吐〟に走ってしまうのではないかという不安もあった。あまりに苦しくなると内心では申し訳なく思いながらも母にストレスをぶつけることもまだ続いていた。その時は社会に向き合うのが怖いという意識はないまま、ただ太るのが不安で、ワンピースの下にきつくベルトを巻いていた。はずすまでに一年半かかった。

実は朱里子さんは香川県に戻ってから、地元の大学病院に通院していました。その医師は年末にさしかかると、病院が休みでもいつでも電話をくれることができるように自宅の電話番号のほか、自分と妻の携帯番号までこの母娘に教えてくれました。これも「僕が」治すという意志表示のひとつで、朱里子さんがこれまでの医師とは違うという印象を持ったのも頷けます。いまでも二人は大きな信頼をこの医師に寄せています。

朱里子さんは定期の診療のほか、つらくなるとたびたび、この医師のもとへ電話を入れました。そして母親の美千代さんも朱里子さんには明かさずにこの医師の所へ通っていました。アドバイスを得るためでしたが、母親自身、精神的に疲れ切っていたとき理解ある医師と巡りあえたことは大きな救いだったに違いありません。

朱里子さんはオーストラリアから香川に戻っても約二年もの間、立ち直ることができませんでした。この期間は「自我」の再構築をしていた期間と見ることができます。詳しくは第4章を参照してほしいのですが、傷は癒えたとしてもその傷を抱えながらそこまで作ってきた「自我」も傷んでいるので、自我の作り直しをしなければならないのです。相変わらず母親に無理をいい、トレーニングを続けるばかりで何もしていないようですが、朱里子さんは心の中で少しずつ新しい自我を再生させていたのです。

「社会に出たい！」意欲が背中を押した

ある日、朱里子さんは昼近くにパジャマのままボーっとテレビを見ている母の姿を見て思った。

（これが仕事で飛び回っていた、あのお母さんだろうか？　こんなみじめな姿にさせて悪かった。もう解放してあげなければ……）

それまでは馬鹿なことをしていると知っていながら、自分に向き合う勇気がなかった。やり直せるうちに何とかしないと……。一人で食べて体重を戻す決心をした。

朱里子さんは自ら申し出て両親と別居した。両親は会社に住み、母親は開店休業状態になっていた会社の建て直しを始めた。朱里子さんは苦しみながらも、少しずつ体重を増やしていった。

朱里子さんは、三十八キロまで体重が回復してからボランティアとして養護施設に通い始めた。無邪気な子供たちから「朱里子お姉さん！」と呼ばれるたびに、食べる勇気が湧いてくるのを感じた。土日には自宅まで子供たちが泊まりに来るようになり、両親と朱里子さんと施設から遊びに来た子供たちとの間に、心からの談笑が戻った。

体重が戻って身体に元気が漲るほどに〝恐れ〟が消えていき、無理のない形で意欲が蘇った。

（子供のころからの希望だった政治に近いところで働こう）

東京に何度か足を運び、自分でニュース番組制作の仕事を見つけた。朱里子さんを採用したテレビ朝日のＡＮＮニュース編集長（当時は副編集長）はこう話す。

「面接では前向きで一生懸命だなという印象でした。オンエア・ディレクターの仕事をしてもらったんですが、仕事ぶりは印象のとおりで〝拒食症〟だったことは彼女にいわれるまで知りませんでした」

朱里子さんの気持ちが縁を呼び寄せたのだろう。昨年春から参議院議員・櫻井充さんの秘書という仕事についた。櫻井議員は話す。

「実は私は心療内科の医師でもあるんです。拒食症の方が社会復帰する姿を近くで見守っていたいという気持ちもありました。彼女は人と人とのコミュニケーションをとるのがとても得意で、後援会を二つ任せています」

いま朱里子さんは強調する。

「私は拒食症で苦しむ人たちに伝えたいんです。食べても大丈夫だ、と――」

彼女が拒食症になった原因と、治った理由を断定するには早すぎるかもしれない。ただ、朱里子さんに確かめると、拒食症になる前に比べて母の美千代さんとの関係はずっと親密になっているという。母親との関係が変わったいま、彼女はかつての〝孤独〟を抱えてはいない――。

岡野朱里子さんはいま、国会議事堂に隣接する参議院議員会館で働いています。櫻井充参議院議員の秘書として地元の後援会を二つ担当し、櫻井議員の地元である宮城県仙台市までしばしば足をのばすなど活発に働いています。幼いころからの憧れを実現しているのです。

朱里子さんの例は、拒食症でどんなに痩せてしまったとしても、深い心の傷や葛藤を抱えてしまったとしても、回復して活躍できることをよく教えてくれます。

この朱里子さんの回復時にも、いくつか重要なポイントがあります。

まず、美千代さんが最後まで「もういい加減にしてよ」といわなかったことです。徹底して自分を捨てたまま朱里子さんに向き合い続けたのです。その結果、朱里子さん自身が、もうお母さんはいい、と自分から次の段階に行く決心がついたのです。

二つ目は、親子が別居したことです。自宅と会社の建物は間に一軒はさんですぐ隣です。離れて暮らすことで、朱里子さんは自分のペースで自我の再構築がやりやすくなりました。別居したほうが食べたいときに誰の目も気にせずに食べられるということもありますが、その本当の意味は食べられるかどうかではなく、自分の心を作り直すことなのです。

三つ目は、養護施設の子供たちと接触したことです。両親が育てられない子供たちは、自分にかけてくれる愛情にとても敏感です。そして子供たちも大きな愛情を返してくれます。そんな無垢の愛情に勇気づけられたのです。朱里子さんは子供たちの休みに数人を家に泊まりがけで呼び寄せ、両親と一緒に賑やかにもてなしたそうです。それは彼女にとって、年の離れた弟たち、妹たちのように感じられたことでしょう。美千代さんと家族がそろってもてなし、みんなが一緒に夕食を食べるときなど、家族関係のやり直しをシミュレーションしているようなものだったのではないでしょうか。その間、朱里子さんは心の中で自分が子供のころから思い描いていた夢を、新しい気持ちで描き直しながら、ずっと新しい「自我」を作り続けていたのです。

もう途中で躓いても躓かなくても、誰に何をいわれてもいわれなくても、自分のペースで自分のやりたいことをやりたいようにやっていく、そんな自信を培っていったのです。

こうして朱里子さんは回復する力を得ていきました。

そんな朱里子さんだったからこそ、櫻井議員との出会いを得たのでしょう。議員が現役の心療内科の医師ということもあり、摂食障害にとてもも理解があります。温かい目で朱里子さんを見守ってくれる上司のもとで好きな仕事ができるのは確かに幸運ではありますが、それも朱里子さんが自分の力で引き寄せた仕事だと感じられます。

母親の美千代さんの取材は十二時間に及びました。経営者に戻っている彼女は、その間、数え切れないほどの電話を受け、ファックスを受け、ファックスを流し、指示を出していました。彼女が朱里子さんから離れて仕事に戻ったときには、会社は事実上、活動を停止していました。いまでは会社も息を吹き返し、また新しい成長を始めています。その精力的な仕事ぶりを見て、娘のためとはいえよく仕事を捨てられたものだと改めて思ったものです。

美千代さんはやり手で、志の高い女性です。朱里子さんもそんな母の長所をそっくり受け継ぎました。朱里子さんの希望は大きかっただけに、自分自身に相当のプレッシャーをかけ続けたはずです。摂食障害となって、一時はプレッシャーに負けそうになった彼女ですが、癒しを得て、自分を立て直すことができたために、本来の自分らしい生き方に戻れたのではないでしょうか。

第6章
“摂食障害”から見えてくるもの

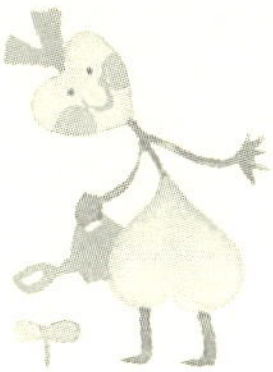

1 摂食障害の人が増えている時代背景

貧しい発展途上の国には、摂食障害や引きこもりなどの心の病気はありません。なぜ、摂食障害が先進国に特有の病気といわれるのでしょうか。

発展途上国には経済的には貧しくとも、隣人同士の素朴な人間関係や人間がもともともっていた優しさ、あるいはお互いが力を合わせて生きていく関係が残っている社会なのです。逆に日本のような社会は、年々、地域の人間関係が薄れています。以前なら地域の学校に通う子供たちは、子供も親同士もそれぞれが顔見知りでした。親同士の交流もあったものです。

つい四十年ほど前までは日本でも、農村部では田植え、稲刈りの時期に農家の人たちがお互いに協力し合って、順番に手伝い合ったものでした。また漁村でも、船を浜に上げたり、海に降ろしたりするときに、おかみさんたちが協力して人力でやったものでした。

そういう時代には、住んでいる地域によって子供たちが成人して就く職業も自ずと決まっていたり、収入や暮らしぶりや価値観も似たようなものになります。地域の人たちが互いに暮らしを支え合うように、人は気持ちのうえでも互いに共有する部分を多くもっていたのです。隣人同士がいつも顔を合わせ、老いも若きも「共感」しながら地域で生きていたのです。

自動車があまり発達していない時代は人の移動がそれほど多くはなく、行動半径も限られていました。すると子育てにかかわるのは親ばかりではありません。隣近所の大人、親戚の人などが密接にかかわり、そうした周囲の人の情が折に触れて子供たちの上に降り注いだといえます。逆からいえばそれだけ子育てに際して親に対する子供の依存度は低かったわけです。

いまは「村八分」という言葉が消滅してしまったほど、地域の人間関係がなくなってしまいました。ことに地方では家族の運転免許一枚に対して車一台を持っている家が珍しくありません。母親も含めて家族の行動半径が広くなってそれぞれの交友関係が広くなったかというとそうではなくて、むしろ交友関係は狭くなってしまいました。自動車で自分の好きな時間に移動できるので、夜遅くまで働いていたり、遊んでいたりして家から遠いところで過ごす時間が増えていますから、地域での人間関係が希薄になっています。

その結果、親子関係の比重は昔に比べてずっと高くなってしまったのです。誰も車を持っていない時代は遊ぶといっても遠くまで足をのばせませんから、主婦のおしゃべりを井戸端会議というように若い母親でも隣近所に茶飲み友達がいたものです。井戸がなくなったから顔を突き合わせて話す機会が減ったというより、隣近所に住んでいる同士なのに生活の場と時間帯がお互いにかけ離れてしまったのです。いまは買い物といっても数キロ先まで車で簡単に行けますし、子供の幼稚園といっても必ずしも地域の幼稚園や保育園に入れるとは限りません。車で送り迎えするのは普通のことになっています。

世の中のあらゆる人たちの、生活の場所や、生活の時間帯がバラバラになり、隣近所に住んでいるからといってもお互いにまったくかかわりを持たない家庭がほとんど、となってしまったのです。同じ高層マンションに住んでいて、両親が同世代、子供たちも同世代といっても互いに没交渉という家庭がごく当たり前になっているのです。

こういうなかではたまたま母親がとても神経質な性格で、子供が母親との折り合いの悪さを感じていたとしても、ほかに知っている大人がいませんからどこにも逃げ場がありません。昔なら、隣近所に親戚のおばさんや、親戚関係はないけれども妙に気の合うおばさんやおばあさんがいて、何かと可愛がってくれたりするような人間関係が幾重にもありました。すると母親と折り合いの悪さを感じた子供はそちらのほうに助けを求めることができたのです。

母親に叱られたときに、必ずしも近所に助けを求めるというのではありません。自分を理解してくれて、自分を応援してくれる大人が近所にいるということだけでも、とかく母親との関係でギクシャクした気持ちを解放することができるのです。

かつての日本ではそんな隣近所の関係や親戚関係の中で、それとなくお互いに育て合うところがありました。いまはそんな関係がまるでない、という親子がほとんどだということです。

そして自分は比較的に気持ちを逃がしやすい人間関係の中で育った母親でも、そのことをすっかり忘れていることが多いのです。自分は親戚のおばさんなどに無意識のうちに気持ちを救われていたことを忘れて「自分も母親との関係は必ずしもうまくいってはいなかったし、家族に癒されたわけではなかったが、自分で対処してまったく問題なく成長した」と思い込んでしまうのです。そして「自分は母親と同じようにしているのに、なぜこの子は私のようにならないのだろう」とわからなくなってしまうのです。

こういう母親は子供との間がうまくいかないと「自分に責任はない、この子の性格が自分と違いすぎることに原因があるのだ」と、すべてを子供のせいと思い込んでしまいがちです。

しかし、いつの時代でも時間とともに子育ての環境や、人間関係や、いろいろなことが変化し続けています。自分は両親からとてもいい教育を受けて成長したと思ったからといって、自分が子育てをする番になったとき、自分が受けた教育とまったく同じことを子供にしてあげようと思っても、時代が変化していればそれはまったく同じことにはならないでしょうし、子供にとって必ずしもいいことにもならないということを考えなければなりません。

いまの社会ではひとたび親子関係がうまくいかなくなってしまうと、周囲から手を差しのべたり、あるいは受け入れたりできないほどそれぞれの家庭が孤立していて、家族以外の関係が切れてしまっているのです。

地域の人間関係がとれていた昔なら、子供が親から必要な愛情をもらえなかったとき、すぐ近くに精神的に親代わりとなってくれる人を見つけやすかったものです。それが今は適当な人がいないので、どこまでも平行線で気持ちを近づけることのできない親と不毛な付き合いを続けなければなりません。

親同士の縁がまったく切れてしまっている子供同士の関係も、お互いに緊密であるはずがありません。まして中学受験、高校受験、大学受験というフィルターを通して見るなら子供たちはそれぞれお互いが競争相手として存在しているのです。

そういうことを含めて地域の人たちが大人も子供も「共感」しにくくなっている時代だといえます。お互いの優しさを発揮しあえない状況がどんどん深まっているのです。一歩、家の外に出ればたくさんの人たちが歩いていて、たくさんの人との出会いがありそうなのに、実際にはそれぞれがまったくかかわり合いを持たない他人でしかありません……。

一度傷ついて繊細になった心は、これほどの人がいながら人間的な関係を結べないことをそれとはっきりと自覚はしないまでも、どこかもの哀しく受け止めないではいられないほどナイーブになることもあるのです。摂食障害になったり、引きこもりになったりする人は、ほとんどがそんな感受性を持った人たちなのです。

摂食障害の人は幼年期に傷ついたときから、知識の量はまだ大人に遠く及ばないにしても、情緒的にはほとんど大人と同じように受け止めてしまうようになります。

ですから摂食障害になる人、あるいは引きこもりになる人は真面目で、子供のころは「いい子」と呼ばれた人たちがほとんどです。子供といえども無謀なことをしてみたり、短気を起こして暴れたり、わがままをいって親を困らせるというようなことはありません。大人から見れば、とても穏やかでおとなしく物わかりのいい子たちです。ひょっとしたら、普通の子よりもぼうっとしたところがある子のように見えるかもしれません。

厳密にいえば、「心の傷」に蓋をして親の価値観をすっかり受け容れてしまった子は、どこかギクシャクしたものを感じながらも親と同じように元気に振る舞いますし、そうでない子はさまざまな場面で小さな傷を重ねていく内気な子に見えます。

こういう場合は子供同士の関係でも、無邪気な友人関係は作っていません。人の気持ちの動きがよく見えてしまうので、周囲に自分と同じような感受性をもった〝優しい子〟がいないときには、どことなく自分の周囲に見えない壁があるように感じてしまうこともあります。

子供を見れば親がわかるといいます。子供の社会は親の社会の映し鏡のようなもので、親がギスギスしていると子供もそっくり親のギスギスした価値観を受け継ぎます。いま、子供の社会もちっとも優しい社会になっていません。ですから、摂食障害になったり、引きこもりになるような子は、ギスギスした社会の精神的な貧しさを真正面から受け止めてしまいます。いまは特に感受性が繊細な子供たちの受難の時代であって、それが摂食障害の人が増えている理由だと考えられるのです。

2 「心の傷」を癒すことができる理解力

幼年期に心に傷を受けた子は、感受性がひときわ繊細になります。

その子の痛みに共感してあげるためには、その子と同じような感受性をもたなければ無理なことです。

ところが感受性が繊細に変化するということは、愛情を受け止める心の入れ物が大きく変化するようなものなのです。もしも心が大きく傷ついたならば、普通でコップくらいの大きさの入れ物が一気に二十五メートル・プールほどに広がることもあるのです。

母親が愛情を注ぐことで心の傷は癒しを得られるのですが、もしも母親の愛情の器がコップくらいの大きさしかなかったとしたらいくら注いでもプールをいっぱいにすることはできないのです。

これがコップとか、プールのように、目で見ることができれば比べられます。しかし心の中は見ることができません。すると母にすれば「心の大きさは誰でも同じはず。私に理解できないことはない」と思い込んで、なかなかその考えを譲れないのです。

自分の器の大きさでしか子供の心を測れないので、子供の感受性のほうが大きな器になっていることがどうしても理解できません。とどのつまり、子供の苦しみも本当にわかってあげることはできないのです。

別なたとえでいうと、親と子の間にマジックミラーを立てて、その両側から首から上だけを出して話し合っているようなものです。子供のほうからはマジックミラーを通して親の考えのすべてがお見通しです。もう片方に立った親からは鏡に隠れて子供の身体がまったく見えません。何を考え、何に苦しんでいるのか、想像すらつかないのです。いくら見ようとしても鏡に映っている自分の姿しか見えていないのです。それで親は子供も自分と同じに違いないと思い込んでしまい、自分だけが理解できていないということさえわからないのです。

心の入れ物の大きさが違ってしまった以上、努力してどうなるものでもありません。そういう時の親は「子供のことでも自分に理解できないことがある」とギブアップするしかありません。ギブアップしたうえで、子供にどんな苦しさなのか教わろうという姿勢を持てばいいのです。

摂食障害になってなかなか治れない人の親で、そんなふうに謙虚な姿勢を持てる人は少数です。自分にわからないことはないという考えに執着して離れられないので、どこか子供に対して不満が残ったり、自分に落ち度があったとは考えたくないのです。そういう姿勢がまた摂食障害になった子供を苦しめているのだといわれても、やっぱり腹立たしく受け止めることしかできません。そういう心の動きもすべて子供に見抜かれてしまいますが、自分は見抜かれていないと思っています。

子供が家庭内暴力を振るったりするのは、そんな親の偽善性に耐えられなくなって、それに対して反抗するときです。親の心がコップの大きさであろうとも、どこまでも正直にわからないことはわからないとしながら正面から子供と向き合ったならば、子供は時間をかけても癒されていくでしょうし、新しい関係を作っていけるのです。

摂食障害を治すサポートをしようという人は、これと同様にわからなくても正直にわかるところだけを共感していこうとするだけでりっぱなサポートになっていきます。

3 子供に愛情を持つことは難しい

母親は子供を愛するもの、といわれています。はたしてそれは事実でしょうか。

私は実のところ「母親が子供を愛することは非常に難しい」と感じています。

障害を持っている子供を生んだ母親から、

「障害があると医師から聞いて、顔も見ないうちに子供が大嫌いになってしまいました」

と聞いたことがあります。この母親はとても正直な人です。そして大嫌いになってしまった子供を好きになろうとして懸命に努力して、あるきっかけを手がかりに子供を好きになっていくのです。今ではこの母親はとても愛情深く子供を育てています。なぜならば「子供が嫌い」という自分と正面から向き合ったので、一生懸命に考えた末に答えを見つけることができたからです。とても勇気ある女性だといえます。

ところが次のように話す障害をもつ子供の母親がいました。

「私は障害に対する偏見を持っていません。自分の子供に障害があるということを知ったときも驚きもしなかったし、落胆したということもありませんでした」

ではこの母親がいま愛情たっぷりに子供を育てているかというと、決してそんなふうには見えなかったのです。

この二人の母親は、わが子を愛する基準が大きく違っていました。

先の母親は子供を可愛がろうと出産を楽しみにしていましたが、障害があると聞いた瞬間に、その気持ちが一度は萎んでしまいました。でも、自分は子供の何をどう可愛がろうとしたのかと問い直しながら自分だけにわかる基準で「子供の可愛さ」を再発見していったのです。子供と一緒に泣いたり笑ったりしながら子育ての時間を過ごすうちに、子供のいない生活など考えられないくらいその子が大切な存在になっていったのです。

後の母親は、障害のある子供だから真正面から子育てに向き合おうとは思っていない、という印象を受けました。障害があってガッカリもしなかったが、子育ての喜びも普通の子ほどには求めていないと淡々としていたのです。偏見をもっていないといったその母親の言葉に違和感を覚えました。

これはほんの一例ですが、一口に子供に対する愛情といってもこんなに差があるのです。おそらく親の数だけ、子供に対する向き合い方は違っているのです。親の愛情といっても、その人の考え方によってその内容はまったく違っているものです。一般的にこういうものだろうというのも、ありそうでありません。まして教科書で教えられるものではないのです。

ですから子供に愛情を注ぐときにはまず親が心から裸になって、嘘のない気持ちを正面からぶつけていくしかないのです。それが本気でできる人はきっと少数です。障害のあるなしにかかわらず、親がわが子を深く愛することはとても難しいと思います。

4 わが子に「癒し」を与えることは、親が自分の「癒し」を得ること

「努力すればするだけ報われる」社会は、誰もがうかうかとしていられませんから、それなりに進歩をするという点ではとてもいい仕組みです。だからこそ世界の先進国は、資本主義の自由社会に集中しています。

しかし、人はどこまでも無限に努力できるかのような錯覚が、時として子育てを歪めやすく、その歪みが摂食障害や引きこもりなどを生む背景になっているのです。

母親も人の子です。自分は親の期待に十分には添えなかったかもしれないとか、努力の足りなかった自分は親から全幅の信頼を得て愛されてはいなかったかもしれないとか、自分は頑張ったけども親はちゃんと認めてはくれなかったとか、そういう気持ちを残したまま母親になっていくものです。

そして出産して子供と対面したとき、意識的ではないにせよそうした自分の半生のうえにわが子を重ね見て、わが子の子育てを考えています。いろいろな経験を重ねてきた自分の気持ちを引きずりながら、子育てに入っていくのです。

父親は父親で企業で働いているにせよ、自営にせよ、仕事はいつも競争にさらされていて、子育てにさくことのできる時間、体力、気力は限られています。

母親が自分の事業で成功したり、夫が評価の高い職業についていて、とても満足している状況で出産した場合も同じことです。そうした自分の成功体験を、いやがうえにも子供に重ねていくことになります。

それぞれ母親の経験によって、子供に対する期待や、子供に対する気持ちの寄せ方が違い、それがしばしば「心の傷」を負った子供に必要な癒しを与えなければならないときに大きくミスマッチを起こすのです。

生活に追われていれば、時間的にも子供の傷を思いやる余裕などないでしょう。

精神的に自分のことで精いっぱいの母親は、気持ちを子供に向ける余裕がありません。夫との関係がしっくりいかなくなって、子供どころではないこともあるはずです。

どんな子供でも、目の前にいる子供には強烈な個性があります。その個性と自分の個性を照らし合わせて、本当にこの子を心から絶やさず愛してきたと実感し、断言できる母親がどれだけいるでしょうか。この子と心が通じ合ってきたといつも信じられる親子関係が、どれだけあるでしょうか。そんな母親でなければ子供の心を十分に癒すことは、おそらくできないのです。

幼い子供は二十四時間絶え間なく母親の気持ちを感じ取り、母親を見ています。朝に出ていき夜帰宅する夫と違い、寝るまでの数時間を愛情豊かに過ごせばいいのとはわけが違います。ずっと母親だけを見つめる子供と一緒にいて、その子供にすべての愛情を注いできたと自信をもっていえる母親は少ないのでは、と思うのです。

自分には自分の個性があり、子供には子供の個性がある、それをわかったうえでなお自分が生んだすべての子供を愛情豊かに育てていくということは極めて難しいのです。

ですからもし子供の心に傷をつけてしまったとしてもそれは許されることですし、必要な癒しを親が与えてこなかったとしてもやはり許されることだと思います。

もし不幸にして子供が摂食障害になってしまったとしても何ら恥じることもありませんし、親が責められるべきものでもないと思います。ただそうなったときには、摂食障害になった子と一緒に自分の半生を振り返ってみてはどうでしょうか。そして母親自身、父親自身、癒しが必要だったのだと感じてほしいのです。子供と一緒に癒しを得ようという気持ちになってほしいのです。

父親も同じことです。はっきりいえば摂食障害になった子供から気持ちが「逃げる」父親が多いのです。夫が逃げれば母親も及び腰になります。

子供が摂食障害になったら、それをきっかけにして家族がお互いに心を開きながら向き合うようにしてはどうでしょうか。心を開いて向き合うには勇気が必要です。親がその勇気を持たずに、他人事のように子供に摂食障害を治せという場合が少なくありません。

摂食障害になっていなくても、本当にたくさんの人に「癒し」が必要な時代なのです。

5 愛情がある人は子供に「押しつけない」、子供から「逃げない」

　ここまで親の子供に対する愛情に触れてきましたが、反感を覚えている方がいるかもしれません。

「親に責任があるようにいわれても納得できない。むしろ母親に頼りすぎる子供のほうに責任があるのではないか」

　子供が傷つくとき、子供に原因があることはまずありません。

　また子供の癒しが得られないときに、次第に親への依存心を高めていくのも子供のせいではありません。

　親が子供の「心の傷」に対して理解がないまま自分の体験だけを頼りに考えてしまうと、子供に対する抑圧が強くなります。子供が自分と同じはずだと思えば、いろいろな考えを押しつけてしまいます。親は子供に対して精いっぱいやってきたと思えば思うほど、期待に応えない子供のほうが悪いとなってしまうのです。

　それは親の押しつけであって、愛情ではありません。

また、子供は癒してほしくてたまらないときに、親の人生観を「これでもか、これでもか」と問い直してきます。戸惑うほどに、親は子供に試されることがあります。そこに疑問があれば、どんどん追求していきます。正義に反したことや、惰性で流されたようなところがあれば、厳しく親を非難します。それに答えてもらうことで癒されようとしているのです。しかし、そんなふうに正面からいわれるのが嫌で、親は子供と正面から向き合うことを逃げてしまうこともあります。

「いくら親子でも親は親、子は子。子供のお前に何もいわれる筋合いはない」

人と正面から向き合って議論を戦わすという経験は、ありそうでなかなかありません。困ってしまう姿を見せたくなくて親は子供を前にして逃げてしまうのですが、子供は親を批判したいというよりも本当のことを確かめたいという気持ちでいっぱいのはずです。

ひょっとしたら親は子供と向き合ってきたつもりでも、そうではなかったということがあるのです。そんなとき「ちゃんと私のほうを見て」といいたくて、子供が親に議論をふっかけてきたり、何かと無理な要求をしたりしてくるのです。

そんなとき、親は逃げたりせず、真剣に真正面から子供と向き合ったほうがいいでしょう。真正面から向き合うということは、それだけわかり合おうとすることであって、それだけお互いの愛情を深めようということなのです。一方的に可愛がることだけが愛情ではありません。何度でもいいますが、愛情は一方通行ではなく、双方向に同じ量が流れて初めて愛情となります。

一方的に押しつけたり、逃げたりしない、それはとても大事なところだと思います。

6 父親と母親の生き方の違い

能力の高い人は、高い目標を持って生きているものです。目標を達成しようとして、懸命に働きます。そして能力が磨かれると、今度はもっと高いところに目標を置いて頑張るのです。

よりよい人生を送ろうと前向きに生きている人は誰でも、それぞれ困難を抱えているのです。親がどんな困難に立ち向かっていたとしても、その姿はむしろ子供に勇気を与えることでしょう。ただ、子育てに影響があるのは、父親と母親で困難に立ち向かう気持ちにズレがあるときです。感受性の強い子供は、この気持ちのズレも両親の間にある「溝」として受け止めることがあります。

父親が自分の人生に満足していて、毎日が同じことの繰り返しでも何の不満も持たないとします。一方の母親は同じことの繰り返しでは飽きたらず、せっかく生きているのだからもっと頑張らなければならないと思っている夫婦は、子供に溝を感じさせてしまいます。

そういう父親と母親は、いろいろなところで考え方に違いが出てきます。子供の可愛がり方、趣味や仕事に対する向かい方、家庭の考え方も少し違います。

母親が夫に対して不満を持ちそれを感受性の強い子供が敏感に受け止めると、母親が話す父親のふがいなさを一身に背負ってしまいます。ダメな父親のようにはなるまい、と頑張りすぎるようになってしまうのです。

子供が勉強に頑張って母親は教育熱心にそれを支え、母娘が二人三脚で受験を乗り切るようなときでも、もしその背景に母親の「父親のようになってはダメよ」という思いがあり、父親を仮想敵にした母娘の連合チーム的な連帯感が強くあったりすると精神的には非常に危険なことになります。

子供からすると、それは将来に希望をもっての「頑張り」ではなくて、冷たい家庭や幸福ではない現在の生活という現実から逃げるための「頑張り」となってしまうからです。そうなるとその「頑張り」がくじけたなら、嫌な現実から脱出できないという強迫観念があります。失敗したら立ち直れなくなってしまいます。

そしてもし「頑張り」が功を奏して目標を達成したとしても、その先に思い描いたような「温かな幸せ」がないと、ひどく空しいことをしたように感じてやはり立ち直れないくらい落ち込むことになってしまうのです。

すべては両親の溝を自分の力でなんとかしなければというところから空しい「頑張り」が始まります。自分でも意識しないうちに何とかしたいと夢中で走り出してしまい、何年も頑張って自分としては評価を受けたとしても、思春期になってその頑張りの空しさに気づくと、いきなり摂食障害が始まるということがあるのです。

7 母親になることは難しい

次に子供の心に不安を呼び覚ますものとして、「母親の弱さ」があります。

隣近所のお付き合いとか、買い物とか、そうした人間関係ではむしろ積極的でまったく弱さを出さない人でも、内面的に弱いものを抱えている場合があります。

思春期に「自我」の形成に失敗したまま結婚して母親になった人は、内面的な弱さをもったまま母親になってしまいます。母親に愛されずに育った人は誰でも自分に自信を持てず、「自我」が育たないのです。それは大人になるまで尾を引き、結婚して、子供を生んでも、そのままでは「自我」が固まるということはありません。

自分の中に「自我」という中心軸がないと、いつも「借り物」の考えで子育てをしなければならず自信をもって子供を愛することもできません。話すことも自分の考えというよりも世間の風潮に合わせてしばしば変わってしまいます。その実、弱さを表に見せることには耐えられないので、強さを前面に出して振る舞うのです。根拠のない強さですから、主義主張をはっきり持っているように見せながら柔軟性はなく、むしろ押しつけがましい強さがあります。

外面はとても強いのに、内面は極めて弱い、そのギャップが子供を不安にさせ、子供の自我形成を阻むのです。外のお付き合いでも、家族に対してもリーダーシップを取れるほど強さを発揮していたとしても、内面が伴っているかどうかは、感受性の鋭い子供は見抜いてしまうのです。

もし、外面的には弱く見える母親だったとしても、しっかりとした「自我」がある人は内面の強さがあります。難しい局面に突き当たったときでも、人の考えや意見に左右されず、自分の頭でじっくりと考えていくことができます。そういう内面の強さを持っていれば、たとえ悩んでいるところを子供に見せても、子供は不安になったりしないものなのです。あくまで表面的な強さ、弱さではなく、内面的に強いかどうかが感受性の鋭い子供を不安にするかどうかを決めてしまうのです。

もし自我が育ちきっていなかった女性だったとしても、夫が深く理解してくれて深く愛してくれる人だったなら、親の愛情が不足して渇いていた心に潤いが蘇り、夫の愛情をテコに自分の自我を急速に築き上げることに成功することがあります。

でも患者の心を理解する精神科医が少ないのと同様に、妻の渇いた心を理解する夫は少ないのです。たとえば仕事を理由に深夜まで家に帰ってこなかったり、仕事から帰ってすぐテレビにかじりついてしまうなど、結婚してもゴルフ、麻雀、釣りなど妻や子供にかまわず一人で仕事や余暇を楽しめる男性は、まず「妻を理解する」という考えそのものが理解できません。たぶん「好きだから結婚したんじゃないか」といって、すぐに話を終わりにしたがることでしょう。

こういう男性と結婚している女性の心は、どんなに大家族の中にいても孤独です。

外からはどんなに幸せそうに見えても、理解されているという実感がもてなければ決して幸福を感じることはできません。また自分に「自信」を持つこともできないのです。どの年代になっても、誰でも「共感」しながら暮らすことは不可欠なのです。

残念なことに、人の心によって思い描いている「共感」のレベルが違います。それが愛情の器というべきものです。たくさん愛することができる人は、やっぱり自分もたくさん愛してほしいのです。高い共感を望んでいるのです。夫が低い共感ですませられる感受性の人だとすると、夫は不満を何ひとつ感じないのに、妻のほうはずっと孤独のままという夫婦が出現してしまうのです。

そんな夫婦の間に生まれて育つ子供が、「大きな愛情」を必要とする敏感な子供だったとすると、母親の孤独をまっすぐに受け止めてしまうことになります。

子供といえども、母親が孤独な心で苦しんでいるのが手にとるようにはっきりとわかってしまうのです。そして母親はとても自分を愛してくれるどころではないということも、わかってしまいます。これはとてもつらいことです。

しかし、母親が孤独を脱して「強く」なろうとしても、なかなか手がかりがありません。

仕事を持っている父親は、仕事で自分の「自信」をつけることができます。何年か同じ仕事をしていれば職場には自分の後輩ができて、仕事を教えたりします。○○会社の○○主任とか、○○係長なり、○○課長といった肩書とそれに応じた役割がありますから、そういう役割を果たしている自分という「自我」を確認することができるのです。

その点、もし母親が主婦だった場合、家事という仕事には自分らしさを見いだすことができません。何年続けても肩書はできませんし、日々、同じことの繰り返しです。どんなに家事を頑張ったところで、夫も周囲も「すごい主婦だね」と認めることはありません。主婦業はやって当たり前、やらなかったら失点になるという実りのない役割なのです。

ですから主婦にとどまっている限り、結婚するまでに「自我」を確立しそこなってしまった女性はなかなか「自我」を確立できず、孤独から抜け出ることが難しいのです。それで鋭敏な子供に孤独を見抜かれ、子供に不安を抱えさせてしまうことになるのです。

8

母親の傷が子供を過保護にする

「自我」を確立できていない母親の孤独感にはとてもつらいものがあるので、時として母親は子供に自分の気持ちのほとんどすべてを預けてしまうことがあります。

母親が子供の勉強を見てあげたり塾に送り迎えをしたりして、子供の成績がどんどん上がっていったりいつも上位の成績を取っていると､母親は子育てにやりがいを見いだすようになります。このやりがいを母親は自分の「自我」確立に置き換えてしまうのです。

子供の成長と自分の心の成長を、ぴったり重ね合わせてしまうのです。

それは勉強に限りません。スポーツの指導だったりすることもあります。芸能界のような活動に子供を置いていく母親がそうなることもあります。

母親は自分を忘れて子供の「勉強」「スポーツ」「タレント活動」などがうまくいくように没頭するのです。

朝から晩まで、母親は子供の世話をすることだけに集中して動くことがあります。

子供が学校から帰ったらすぐに勉強をさせて自分が教えたり、車に子供を乗せて塾まで送っていったり、学習塾の中にはそういう需要に対応して子供が教室で塾の講師から教わっている間、別室に親だけを集めてその教科の内容を解説しているところさえあります。

こんなふうに子供、子供、子供と、いつも子供のことだけを考えている親は、一見、子供のために尽くしているように見えますが、実はそうではありません。

子供に全精力を傾けることで、自分のつらさを忘れようとしているのです。

こんなふうに勉強をさせて子供が全国模擬テストで上位を取ったとなると、そのとき母親はある意味では子供以上に達成感を味わうことができるのです。それは自分のサクセス・ストーリーを作っていることでもあるのです。こういう過保護は、子供を隠れ蓑《みの》にした自分作りなのです。

自分が傷ついているために、そうせずにはいられないからです。

スポーツでもまったく同じことです。子供の練習にずっと付き添い、子供がその競技で全国大会の上位に入ると、母親は子供に自分を重ね合わせて至福の時を味わいます。子供の素晴らしい成績を、そのまま自分が評価されているように受け止めるのです。

こういう関係が続くと、母親にとって子供は自分の「分身」だと思うようになっていきます。

どこまでが自分で、どこまでが子供なのか、精神的な線引きが難しくなっていくのです。

では、子供のほうから見るとどういうことになるのでしょうか。

幼い子供は母親が自分に「ああしなさい」「こうしなさい」と干渉してくることに対して、従順に従います。よその母親と比べることもできませんから、母親はそういうものだと思うしかありません。まして幼い子供は「自我」が育っていませんから、母親のいわれたとおりにしていても何も反発を感じたりはしません。

しかし、いつでも母親がそばにいて自分のすることを指示してくれると、次第に自分で自分の行動を決めなくてもいいのだと思うようになります。何も考えなくても、次から次に自分がしなければならないことを母親が決めてくれるのでとても楽なのです。ただ自分は母親のいいなりになっているだけです。そのとき行動ばかりでなくて、考え方やものの見方に関しても、母親の価値観をそっくり埋め込まれることになります。

成長期に母親からみっちりと母親の考え方を仕込まれるという経験を想像してみてください。子供の側からすれば、子供とはそういうものだと思って無条件に母親の価値観を「自我」の中心に据えてしまうようになるのです。

こうして、母親と子供の二人がペアとなって一人前の「自我」を形成していくといった構図になってしまうのです。

これはとても危険なことです。こんなふうにして成長した子供は、傷つくだけです。

本当は一人で自分の中に「自我」を完成させなければならないのに、母親が自分の中にあまりに深く入り込んでしまって出ていかないために、いつまでも半人前でいることしかできなくなってしまうからです。

思春期になると誰でも自立したいという欲求が出てきます。母親と子供の個性がまったく同じということはあり得ませんから、子供は母親と自分の違いに気づくのです。そして自分らしく生きようとしますが、母親がそれを許しません。そのとき同時に自分の中に入り込んだ母親がそれを邪魔するから複雑になってしまうのです。

母親は子供と自分が一体となっていることにまったく違和感を感じません。子供が二十歳になっても、二十歳を過ぎても、三十歳になったとしても、結婚せずにずっと自分のそばにいても母親はうれしいだけです。精神的にはそれで不自然なことを感じないでいることができるのです。むしろ、子供に好きな人ができて自分からどんどん離れていくことに大きな抵抗を感じます。

しかし、子供のほうはそういうわけにはいかないのです。「あっ」と気がついたときには、自分と母親があまりにも深い依存関係になっていて、もう逆戻りできないことに愕然《がくぜん》とするのです。幼い子供のときに母親に従順だったのは「自我」が育っていなかったからで、思春期には誰でも「自我」形成の欲求が強くなるので自分の個性を意識するようになり、母親とまったく同じ価値観ではいられないと思うようになるのです。ところが母親と自分は一本の木のように一体となって育ってきていますから、すでに母親の価値観が自分の自我の中心部分にまで根を下ろしており、自分の中から自分にはそぐわない「母親」の価値観を切り離そうとしてもうまくいかないのです。

このとき子供は自分の身を切り裂くような心の痛みを味わうことになるのです。

このままならない心の痛みが摂食障害や引きこもりの原因になることもあるのです。

母親は思春期の子供の苦しみを思いやることができないので、いままで従順だった子供が精神的に急に苦しみ出すのを不思議なこととしか思えません。子供の苦しみは自分とは関係がなく、子供自身の問題だと片づけてしまうので、子供をますます痛めつけることになるのです。

場合によっては、こんなこともあります。自分のすべてを注ぎ込んで子供を超難関大学に合格させたところで母親は自分の成功体験をたっぷりと味わいます。母親としては子供に最高の教育を成功させたという評価を勝ち取るわけです。母親として百パーセントのことを成し遂げた、ということで母親はそれまでずっと感じていた空虚な心の隙間を埋めることに成功します。

子供のほうはわけがわからないまま、物心がつくころから母親にぴったり付き添われて超難関大学に合格したものの、そこで目標を見失ってしまいます。なぜそこまで頑張らなければならなかったのか動機のないまま走ってきたわけで、達成した途端に欠落感を抱えてしまいます。そこまで勉強に打ち込んできた時間を「空虚」だと感じてしまいます。何年も、いや十年以上もかけて作り上げてきた「空虚」さは、少しくらいのことでは取り戻すことはできません。ぽっかりと自我の中心に大穴があいたようなものなのです。

母親と二人三脚で生きてきて、もう一人で考える習慣を失っていますから、その空虚さを埋める方法を考えることもできません。何よりその空虚さを母親は理解できないのです。こうして傷ついた母親が自分でも無意識のまま、何年もかけてもう一人の傷ついた子供を作り上げてしまうことがよくあるのです。

その苦しさから病気になってしまう子供もいれば、苦しいことは苦しいけれども、その苦しさに目を向けることをやめて、母親と依存関係を保ったまま結婚などしようとも思わずにずっと母親と暮らし続ける道を選ぶ場合もあります。

母親のほうには、自分が子供の自我形成を邪魔してしまったという自覚はどこまでもありませんから、この母親地獄から抜け出ることは至難の業なのです。子供が精神的に母親から逃げようとすればするほど、むしろ母親は半狂乱になって子供のあとを追ってきます。そして母親は自分の正しさだけを強調して自分と依存関係でいることを子供に要求し続けるのです。

9 摂食障害の患者は切実に助けを求めている

誰でも病気になるのは嫌ですし、病気は治したいと思うものですが、摂食障害の人くらい自分の病気を治したいと思っている人はいません。

それを「意志が弱い人」とか「わがまま」とかいって冷たい目で見たのなら、摂食障害の人は立つ瀬がありません。そばに摂食障害の人がいたら、家族であれ他人であれ温かい目で見てください。身近にいるあなたが「理解者」になってください。「味方」になってください。

そして一切のアドバイスなど抜きに、ほめて、認めて、全面的に持ち上げてください。愛してあげてください。徹底的に見返りを求めない本当の愛を注いでください。そしてお母さん、あなたは彼女を解放してください。彼女はあなたよりも大きいのです。

流す涙を真剣に受け止めてください。慰めの言葉はいりません。じっと同じ悲しみを悲しみ、同じ苦しみを想像し、話をひたすら聞いてください。肯定してください。そういうことを繰り返すうちに、摂食障害の人が何に苦しんでいるのか、少しずつ見えてくるはずです。浅いところで慰めたり、浅いところで考えを打ち切って妥協したりせずに、じっとわからないことはわからないとしながら、考え続けるのです。

やがて、心と心が触れ合うのを感じることでしょう。そうです、摂食障害になった人たちから、本当の愛はどういうものかを私たちは教わっていくのです。

もしあなたがいま摂食障害の渦中にいて、周囲に誰も助けがいなかったなら、この本で取り上げた三人の女性の話を繰り返し何度でも読んでください。これはすべて実話です。自分の体験と重ね合わせて、この女性たちと一緒に回復する道を擬似体験するのです。そうするうちに勇気が湧いてくるはずです。

あなたはきっと愛情の深い方です。やがてあなたと同じ深さの心を持った人との出会いがあるはずです。その出会いを信じて、回復への道を歩き始めましょう。あなたのすぐ隣にいるかもしれません。あなたの苦しみは決して無駄ではなく、あなたの苦しみはすべての人に通じる普遍的な苦しみです。そこを乗り越えたところに、より味わい深く意義深い人生が待っているのです。

どうか自分の力を信じて、勇気をもってください。

おわりに

この本では従来の考え方とはまったく違った視点で摂食障害をとらえています。ドキュメントもそうですが、原因や治療する方法についてもまったく新しい考え方を述べています。

実は、取材をさせていただいた方の中に、もう十年以上にもわたって過食嘔吐を続けてきた女性がいました。自宅で両親と同居していましたが体重は三十キロまで落ち、体力も気力も限界に近づいていました。過食嘔吐で吐く食費のために借金も増え続ける一方で、それでもなお連日、過食嘔吐をやめられないのです。外に出ればすれ違う人に振り返られるほど頬骨が浮き出て、外出する体力さえなくなるまでもう長くはなさそうでした。咳をしただけで鎖骨にヒビが入るほど身体は弱っていたのです。

たまたま知人のマンションを無償で借り受けることができたので、彼女の求めに応じて家からの独立に手を貸しました。三十歳を過ぎた女性ですが、両親の反対と母親からの干渉を避けるため、結果的に家出に近いような形でそれを実行したのです。

独立と同時に毎週欠かさず通っていた通院もやめ、検査や点滴もやめました。その代わりに最初のうちは毎食、ボランティアの手を借りてごく普通の食事を作ってもらって、それを食べてもらったのです。食事の内容も量もまったく指示はせず、ごく普通の内容でした。ただ本書にあるように親の干渉を完全に断ち切り、その人の心の痛みをしばらく一緒に考えていったのです。その結果、独立した直後に毎食後の習慣となっていた嘔吐は止まりました。それまで一日に一回はやっていたコンビニのカゴいっぱいの過食嘔吐もしなくてすむようになったのです。その結果、十年来、減り続ける一方だった体重はたちまち十キロも増えて、四十キロまで戻りました。体力も気力も、見違えるようになりました。

また別の例では過食嘔吐をやめられなかった女性に摂食障害の原因を話し、彼女と一緒に「心の傷」がどこにあるかを考えてみました。それを探り当てたところ、それだけでほどなく習慣となっていた過食嘔吐は止まりました。痛みを共有しただけで、大きく改善するのです。

本書に述べている「心の傷」と「癒し」の考え方は、摂食障害の渦中にいる人であれば、無理なく理解してもらえるものだと思います。心に傷を負った経験のある人ならば、摂食障害の人の痛みを知ることができます。するとそこに共感が生まれて、たちまち癒しが得られるのです。どんなに長年、苦しんできた人でも、ポイントさえ押さえれば治せないものではありません。

誤解が多いこの摂食障害について本当の原因と癒す方法をいつかまとめたいと思ううちに、縁あって素晴らしい経験を持つ方々に巡りあい、取材させていただくことができました。こうした取材を通して、これまで語られてきた「摂食障害」とはまったく違う女性たちの姿を具体的に描くことができました。彼女たちが回復するために模索したのは「食生活の改善」の方法などではなく、ことごとく「心の傷」を乗り越えて立ち上がる方法でした。

三人のドキュメントは週刊女性「摂食障害シリーズ」として連載され、読者から予想外に大きな反響を得ました。編集部に寄せていただいた「共感した」「感動した」という多数の手紙やメールは、やっと摂食障害を理解してくれる記事に巡りあえたというものがほとんどでした。その反響に押されるようにしてこの本が実現したのです。共感の声を寄せてくださった読者の方々に厚く御礼申し上げます。

単行本化するにあたって念頭に置いたのは、摂食障害を治す方法をわかりやすく伝えたいということです。読者の声の中で多かったのも「どうしたら摂食障害を治すことができるか教えてほしい」というものでした。

週刊女性の記事は人間ドキュメントが中心になるので、記事の中では心の傷について深く触れることができませんでした。そこでより摂食障害の正しい理解を深めることができて治癒の方向もわかるようにドキュメントにそって解説をつけたほか、治すノウハウを別にしてそれだけをまとめました。ドキュメントとノウハウと合わせて読んでいただければ、どうすれば摂食障害を治すことができるかが、よりおわかりいただけると思います。

ちなみにこの「癒し」のノウハウは摂食障害ばかりでなく、引きこもりの方々、依存症の方々など、心の傷がもとで心の病気に苦しんでいる人に広く応用できるはずです。

またいま子育てをしている親御さんにも、子供の気持ちを知ったり、いい親子関係を築くための手がかりとして読んでいただくこともできると思います。

治った方のほかにも、まだ渦中にいるという方々にもお会いしたり、メールのやりとりなどを通じて貴重な経験をたくさん伺いました。中でも本書に収録させていただいた武田祐子さん（仮名）、白坂幸野さん、岡野朱里子さんとご家族の方々には摂食障害から回復した経験をつぶさに教えていただき、公表することを快諾していただきました。取材させてくださったみなさんに、この場をお借りして深く感謝申し上げます。

摂食障害の人たちが苦しんでいる苦しみは、ある意味では人間としての普遍的な心の痛みであって、その人の弱さなどではありません。もし同じ境遇に置かれたなら感受性の鋭い人は誰でも傷つき、その傷が原点になって同じように摂食障害になる可能性があるのです。そして心の傷を癒された人は例外なく「ほかの人が幸せになって初めて自分も幸せを感じる」という極めて人間性豊かな気持ちを持つようになります。癒される人が増えれば増えるほど、より人に優しい社会へとなっていくはずです。

人の心のありようをこういう形でまとめる機会をいただき、とてもうれしく思っています。出版に際し、帯の言葉をいただいた尊敬する大先輩のルポライター・鎌田慧氏に深く感謝申し上げます。また、この企画に深い理解を示し、多くのご援助をいただいた週刊女性の伊藤仁編集長、寺田文一副編集長、担当編集者の五十嵐香奈さん、表紙を飾るイラストを描いてくださった田崎トシ子さん、素敵なデザインをしていただいた河村かおりさんにお礼を申し上げます。

心に葛藤を抱えている方々、そのご家族、摂食障害の治療を専門にされている方々に、本書を役立てていただけたなら幸いです。

「食べない心」と「吐く心」
摂食障害から立ち直る女性たち

著者　小野瀬健人
発行者　伊藤　仁
印刷所　太陽印刷工業株式会社
製本所　株式会社若林製本工場
発行所　主婦と生活社
〒104-8357　東京都中央区京橋3-5-7
電話　編集　03-3563-5130　販売03-3563-5121
振替　00100-0-36364
ISBN978-4-391-12863-5

製本には十分注意しておりますが、落丁・乱丁の場合はお取り替えします。